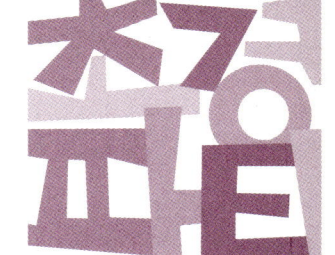

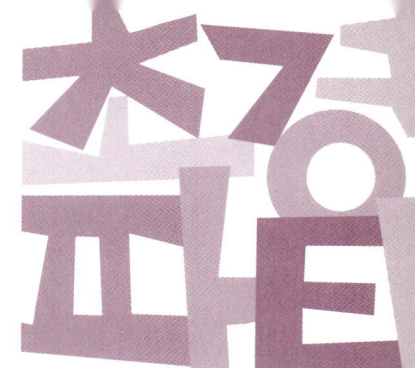

신나는 초경맞이 가이드

글 　　　　글 　　　그림
노지은 · 이현정 · 장정예

또문소녀

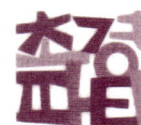

초판 1쇄 펴냄	2002년 5월 15일
초판 6쇄 펴냄	2017년 11월 20일
글쓴이	노지은·이현정
그린이	장정예
꾸민이	서정희
펴낸이	유승희
펴낸곳	도서출판 또하나의문화
	서울시 마포구 와우산로 174-5 대재빌라 302호
	전화 02-324-7486 전송 02-323-2934
	전자우편 tomoon@tomoon.com
	누리집 www.tomoon.com
출판등록	1987년 12월 29일 제9-129호

ISBN 89-85635-49-2 73330

ⓒ 노지은·이현정000·장정예

신기한 탐험과 빛나는 지혜의 잔치

초경 파티에 초대합니다

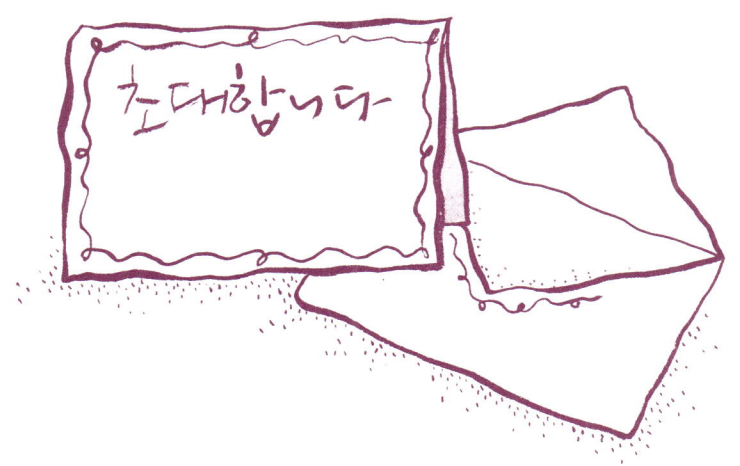

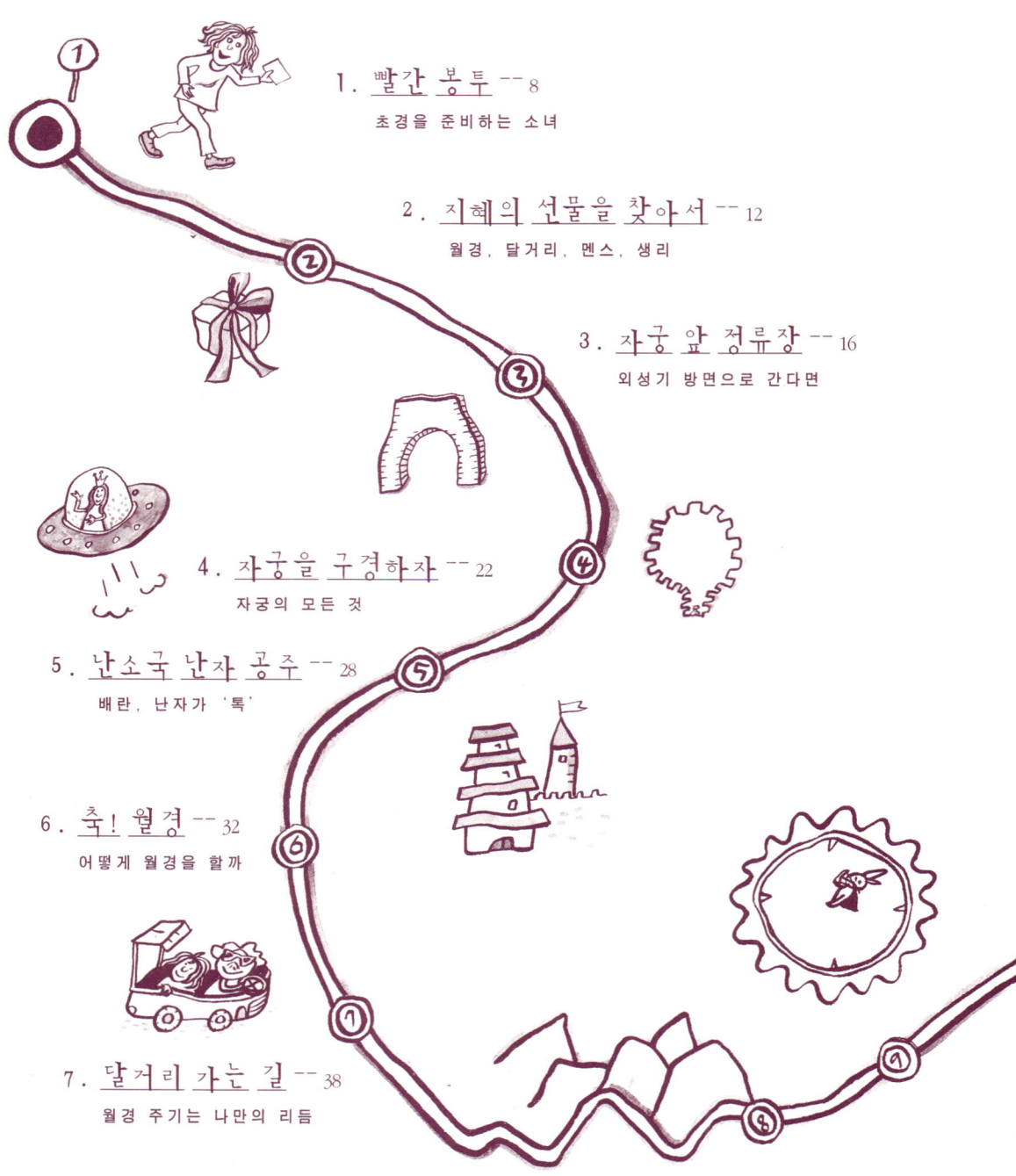

1. 빨간 봉투 -- 8
   초경을 준비하는 소녀

2. 지혜의 선물을 찾아서 -- 12
   월경, 달거리, 멘스, 생리

3. 자궁 앞 정류장 -- 16
   외성기 방면으로 간다면

4. 자궁을 구경하자 -- 22
   자궁의 모든 것

5. 난소국 난자 공주 -- 28
   배란, 난자가 '톡'

6. 축! 월경 -- 32
   어떻게 월경을 할까

7. 달거리 가는 길 -- 38
   월경 주기는 나만의 리듬

8. 배란기 언덕 넘어 -- 42
   월경 주기의 4단계

9. 초승달이 뜨기 전에 -- 48
   달, 달 무슨 달
   달과 여자의 일생

10. 초경 공주와 일곱 궁녀 -- 54
　　일회용 패드
　　일회용 탐폰
　　천으로 만든 월경대
　　패드냐 탐폰이냐
　　대안 월경대

11. 월경 박물관 -- 72
　　월경대의 역사

12. 월경 오두막 -- 84
　　여러 나라의 초경 의식

13. 달 여신은 어디에 -- 90
　　달과 여신

14. 파티! 파티! -- 96
　　드디어 나도 초경을

15. 여신이 소녀에게 -- 102

찾아보기 -- 110

1. 빨간 봉투

펑펑 선물 대잔치 '초경 파티'

오랫동안 기다려 온 잔치가 드디어 시작됩니다.
소녀에게 꼭 필요한 지혜의 선물을 드립니다.

시간 | 여성의 몸 시계가 초승달 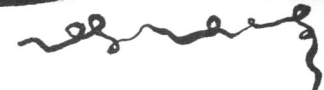 을 가리킬 때

장소 | 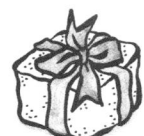 달 여신의 신전

찾아오는 방법 | 음문 앞 정류장에서 월경하면 / 달뜨면 행 버스를 타고

'자궁' 앞에 내려 '달거리' 행 버스로 갈아탄다.

'달거리'에서 좌회전해서 이슬길로 들어서면

달 여신의 신전이 나타난다.

문의 | 옥토끼 (Bunny_Ok@moon.universe)

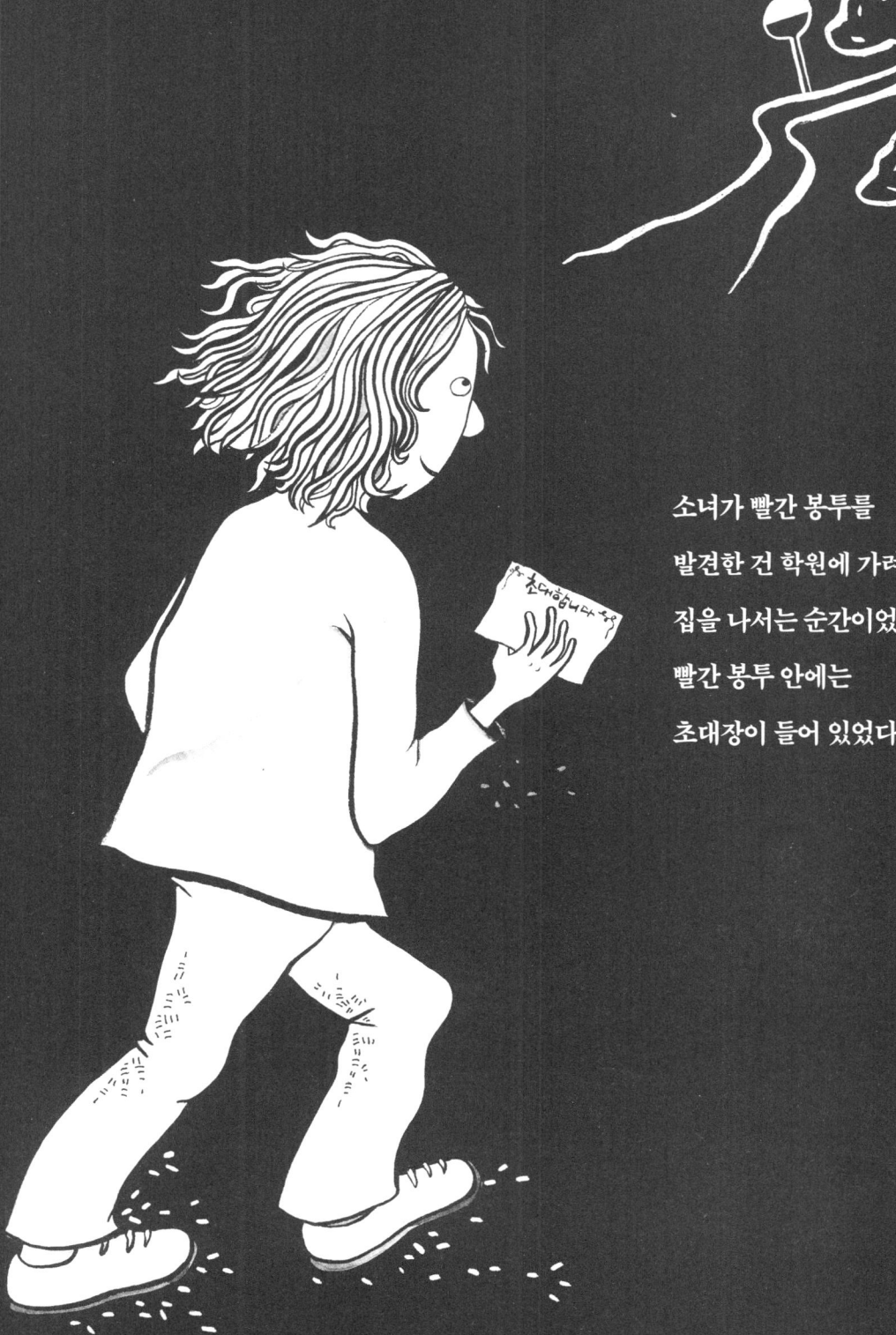

소녀가 빨간 봉투를
발견한 건 학원에 가려고
집을 나서는 순간이었다.
빨간 봉투 안에는
초대장이 들어 있었다.

초경을 준비하는 소녀

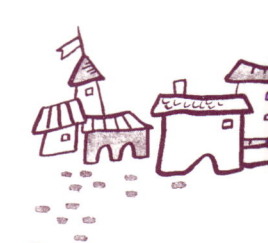

> 보통 초경은 9-16세 사이에 시작한다고 알려져 있어. 평균 13세 정도로 보면 돼. 초경이 정확히 언제 어디서 시작될지는 아무도 말해 줄 수 없단다. 그래서 누구나 언제 초경을 시작할까 궁금하고 불안하기 마련이지. 하지만 우리 몸은 초경을 할 시기에 이르면 그 전부터 꾸준히 초경을 알리는 몇 가지 신호를 보내 온단다.

젖꼭지 주변에 몽우리가 생긴다

젖을 만들어 내는 유선이 발달하기 시작하기 때문이지. 처음 몽우리를 만지면 단단하고 아프기도 해. 지방층이 자라면서 젖가슴의 크기도 커지는데 다 자라는 데 3-4년은 걸린단다. 일찍 생겼다고 나중에 큰 젖가슴이 되는 것도 아니고, 한쪽 가슴이 먼저 나왔다고 다른 쪽이 따라잡을 수 없을 만큼 짝짝이가 되는 것도 아니야. 2-3년 후쯤 초경.

성기에 털이 나기 시작한다

한꺼번에 나는 것이 아니고 처음에 한두 가닥만 보이다가 점점 그 수가 많아지는 거야. 색깔은 검고 고불고불하지. 머리카락처럼 계속 자라지 않기 때문에 다듬을 필요는 없어. 마찬가지로 겨드랑이에도 털이 생길 거야. 1-2년 후쯤 초경.

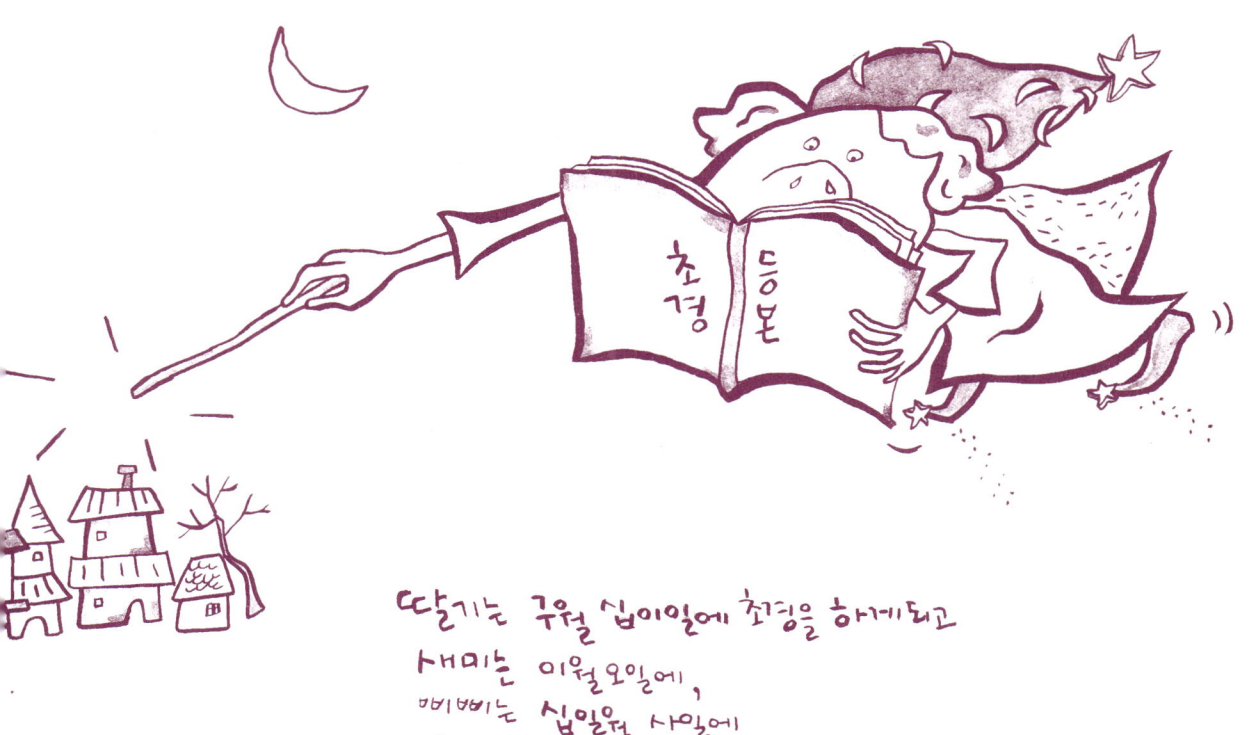

딸기는 구월 십이일에 초경을 하게되고
새미는 이월 오일에,
삐삐는 십일월 사일에
초경을 맞게 될 것이니...

노르스름한 액체가 팬티에 묻어 나온다

질에서 나오는 분비물이야. 팬티에 '실수'를 한 것은 아닌가 하고 놀랄 것 없단다. 질 안을 깨끗이 하고 촉촉한 상태로 유지하기 위해 저절로 만들어 지는 것이거든. 불쾌한 냄새도 없고, 만져 보면 약간 끈적해. 몸이 초경을 위한 준비를 하고 있다 는 아주 분명한 신호란다. 6-12개월 안으로 초경.

난 언제 초경을 할까

초경 준비 신호가 반드시 순서대로 일어나는 것도 아니고, 기간이 정해져 있는 것도 아니야. 누구나 생김새가 다르듯이 사람마다 몸 안의 성장 시계가 다르게 움직이는 법이거든. 대개 딸의 경우 엄마의 초경 나이와 비슷하거나 조금 빠를 수 있으니까 엄마가 언제 초경을 했는지 물어보는 것도 좋은 방법이야.

2. 지혜의 선물을 찾아서

버스 정류장에 도착한 소녀는
고개를 갸우뚱거리며 초대장을 다시 들여다봤다.
'복잡하기도 해라. 그러니까…… 일단 월경하면 행이나
달뜨면 행 버스를 타야겠군.'
그때 빨간 버스가 소녀 앞에 멈추어 섰다.
"아저씨, 월경하면이나 달뜨면 가요?"

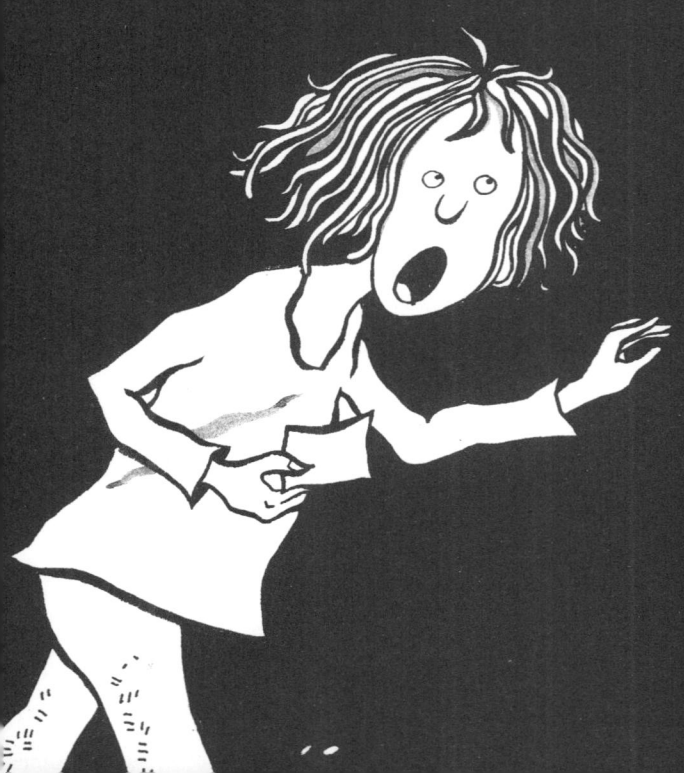

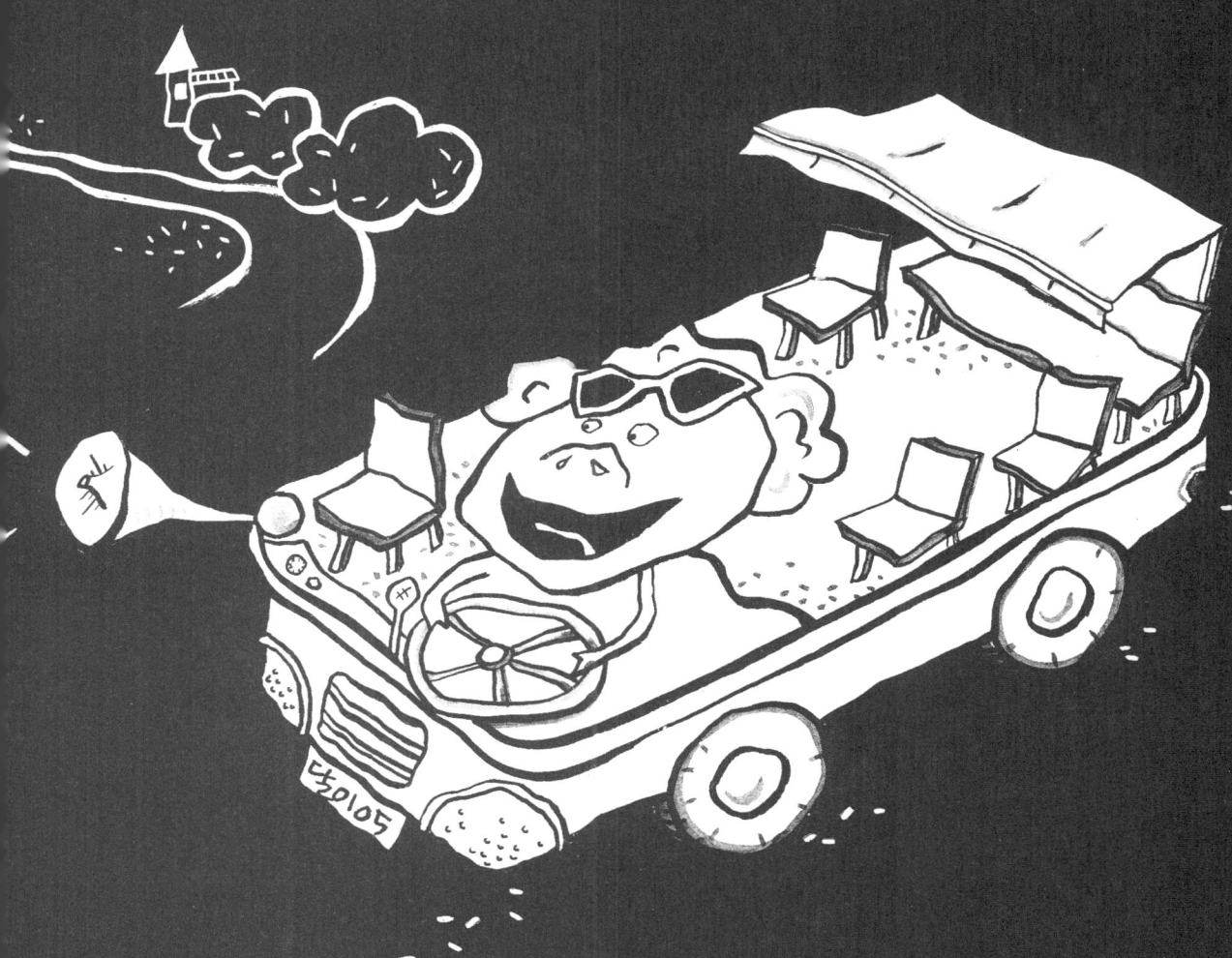

"월경하면은 참 아름다워. 이 차는 해 ☀ 뜨면 가지.
가끔 달 🌙 뜨면 갈 때도 있어. 일단 타고 보셔. 근데 난 아저씨가 아니셔!"
어리둥절해진 소녀가 엉겁결에 버스에 올라타면서 말했다.
"어머 죄송해요, 아줌마."
그 말이 끝나기도 전에 기사 아줌마가 이렇게 말했다.
"달달 기사라고 부르셔. 근데 어디 가는 길이셔?"
"파티에 가는 길이에요."

월경
달거리
멘스, 생리

> 월경이 달마다 겪는 일이라면 초경은 처음 겪는 일이란 뜻이야. 초경은 초조라고도 하는데 바닷물이 달의 인력에 따라 들고나기 때문에 만들어진 이름이지. 그리고 월경이 없어지는 것을 폐경이라고 한단다. 아직 소수이긴 하지만 완성 혹은 완료라는 의미에서 완경이란 말을 쓰려는 시도도 있어.

월경을 가리키는 순 우리말, 달거리

달거리는 월경을 가리키는 순 우리말. 역시 달마다 지나가는 것이란 뜻이야. 요즘 달거리라는 말을 쓰는 사람은 거의 없지만 예전에는 우리 할머니들이 흔히 쓰던 말이었단다. 옛날에는 월경혈을 가리켜 몸엣것이라고도 했어. 그래서 월경하는 것을 몸엣것이 있다고도 했지.

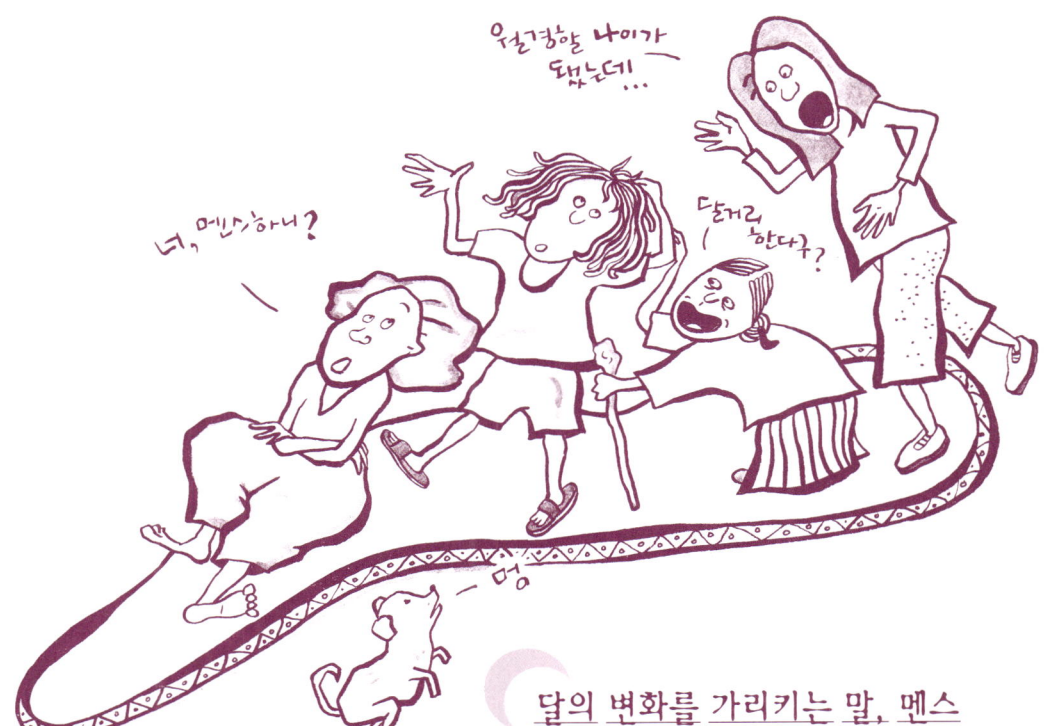

달의 변화를 가리키는 말, 멘스

할머니나 엄마들 중에 멘스라고 부르는 분들도 계셔. 영어로 월경을 멘스트루에이션이라고 하는데, 그냥 멘스라고 줄여서 말했던 거지. 영어로 멘스트루에이션(menstruation, 월경)은 달의 변화라는 뜻이고, 메나키(menarche, 초경)는 달의 시작, 메너포즈(menopause, 폐경)는 달의 것이 없어짐이라는 뜻이란다. 모두 달을 의미하는 그리스어 멘스(mens)에서 나온 말이야.

요즘 흔히 쓰는 말, 생리

요즘은 생리라는 말을 가장 흔히 쓰고 있지. 그런데 왜 생리라는 말을 쓰게 되었을까? 우리가 일상에서 생리 현상이라고 부르는 것에는 여러 가지가 있는데 말이지. 아마 더럽거나 수치스러운 것은 둘러서 말하는 버릇이 있기 때문일 거야. 하지만 왜 월경이 더럽고 수치스럽다는 거지? 이제는 당당히 말하자. 월경! 월경!

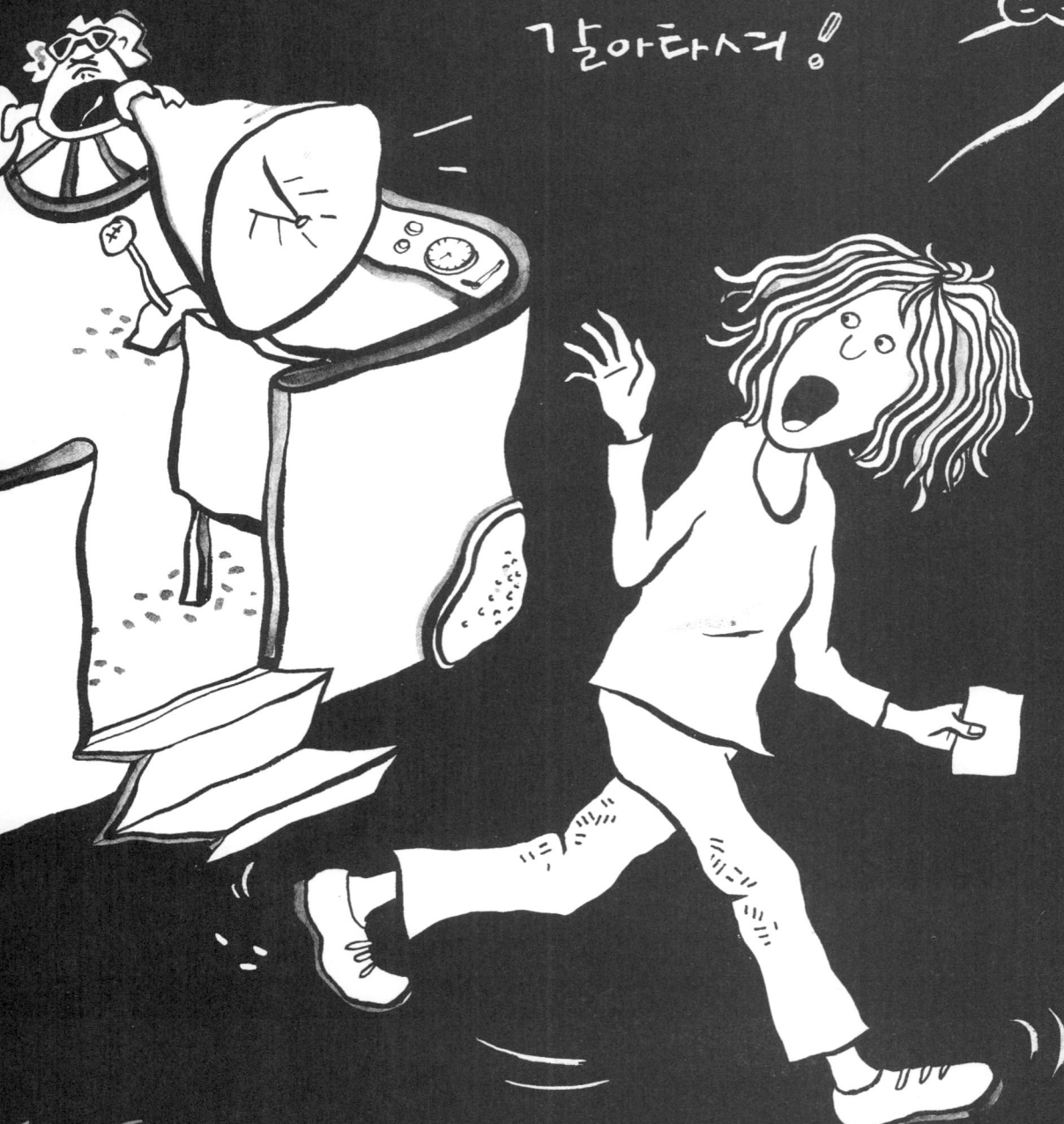

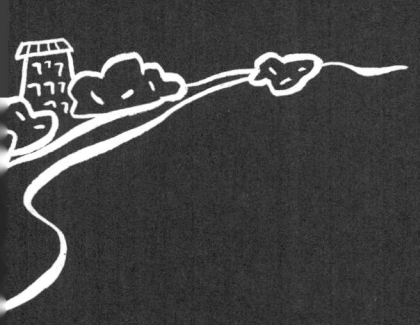

소녀가 탄 버스가 잠시 달달달 굴러가더니
곧 달달 기사의 힘찬 목소리가 버스 안에 울려 퍼졌다.
"이번 정차할 곳은 자궁, 자궁 앞이셔.
음핵 동산이나 소음순 절벽, 대음순 숲으로 가실 손님은
이곳에서 외성기 방면으로 가는 전철로 갈아타셔!"
"달달 기사님, 안녕!"
소녀는 인사를 하고는 버스에서 내렸다.
외성기 행 전철이 요란한 소리를 내며 지나가고 있었다.

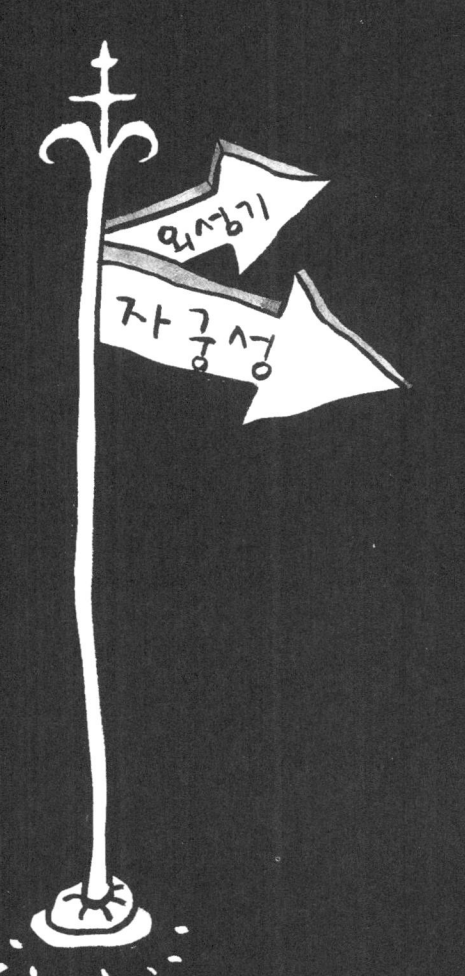

외성기 방면으로 간다면

성기는 남녀의 성을 구별해 주고 성적인 활동을 통해 아기를 만들고 낳는 일을 담당하기 때문에 생식기라고도 부른단다. 성기는 다시 여자의 보지, 남자의 자지로 부르는 외부 생식기와 자궁, 질, 난소, 난관 등 몸 안의 생식 활동을 관장하고 있는 내부 생식기로 나눠 볼 수 있어.

음문 혹은 보지

여자의 성기를 부르는 말.
맨 위쪽에 불룩하게 튀어나온
부드러운 언덕을 음부라 하고,
음부에 나오는 털이 바로 음모란다.

대음순

음부에 있는 큰 입술이란 뜻. 어릴 때는 작고 매끈하지만 피부가 커지면서 주름이 지고 두 입술이 점점 더 가까이 만나게 돼. 색소 세포 때문에 조금 어두운 색으로 변하고, 땀샘과 피지선이 있어서 특유의 체취도 생겨나지.

소음순

음부의 작은 입술. 대음순보다 작고 안쪽에 있지. 어릴 때는 너무 작아서 거의 보이지 않다가 사춘기 때부터 빨리 커지면서 주름 모양으로 바뀌는 거야. 색깔은 대음순과 마찬가지로 분홍빛에서 점차 어두운 빛을 띠게 돼.

음핵

음핵은 소음순이 서로 겹쳐지는 윗부분에 숨어 있는 조그만 돌기야. 구멍이 아니란다. 음핵은 혈관과 신경이 집중해 있어서 성적으로 흥분하면 혈액이 가득 차 부풀어오르고 예민해져서 성적 쾌감을 느낄 수 있는 곳이지.

요도구

오줌이 나오는 구멍이야. 월경혈이 나오는 구멍인 질하고는 전혀 다른 곳이지. 그러니까 오줌과 월경혈은 따로따로 나오는 거야.

질구

내부 생식기와 연결되는 질 안으로 들어가는 입구. 질구를 부분적으로 감싸고 있는 말랑말랑한 점막 조직이 있는데 이것을 처녀막이라고 불러.

항문

맨 끝에 보이는 것이 항문이야. 용변을 보고 휴지를 사용할 때 앞에서 뒤로 닦아야 해. 항문이 질구 뒤쪽에 있기 때문에 질구로 균이 들어가지 않도록 하기 위해서야.

🌙 거울아, 거울아 ~

자신의 성기가 어떻게 생겼는지 보려면 다리 사이로 거울을 비춰 보면 돼. 앉거나 눕거나 편안한 자세에서 두 다리를 벌린 다음, 한쪽 손으로 거울을 잡고 다른 손으로는 하나씩 짚어가며 살펴보렴. 처음엔 그런 행동이 좀 이상하게 느껴지겠지만 그게 가장 좋은 방법이란다.

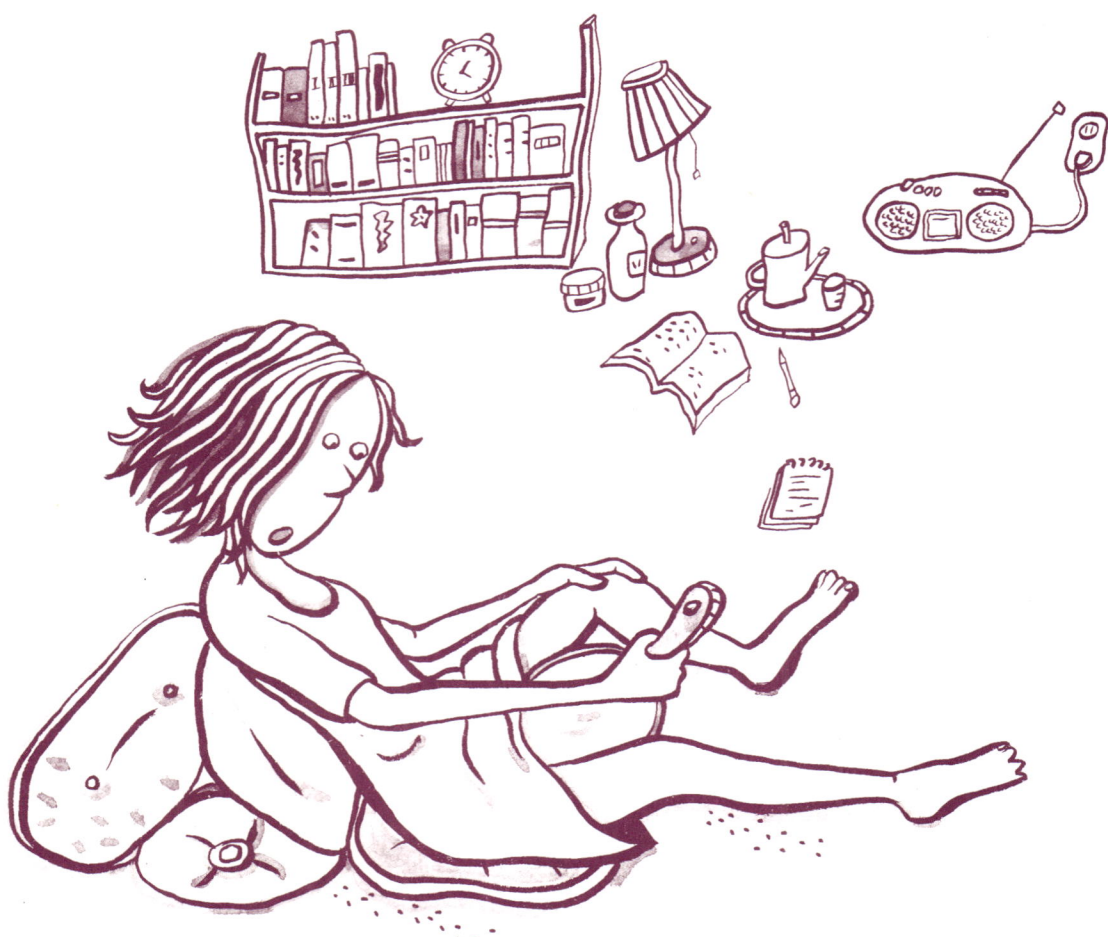

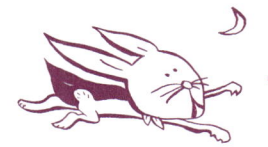

처녀막은 어떻게 생겼을까?

처녀막의 모양이나 크기는 사람마다 조금씩 달라. 처녀막은 숙성된 치즈처럼 구멍이 있는데 크게 뚫린 것도 있고, 작은 구멍이 여러 개 뚫려 있거나, 아예 처녀막이 없는 경우도 있어. 처녀막의 구멍을 거쳐 월경혈이 나오는 것이니까 이 구멍이 꽉 막혀 있는 사람은 거의 없단다.

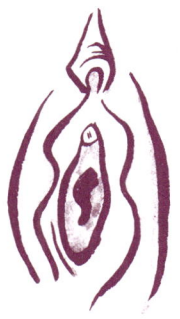 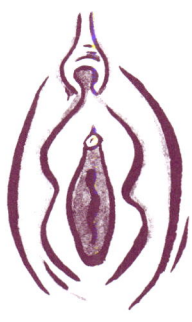 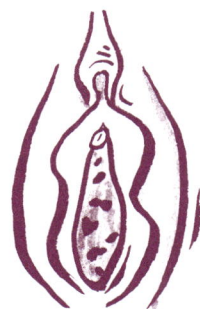

처녀막이라는 이름 때문일까? 처녀막이 손상되면 순결을 상실하는 것이라고 믿는 사람들도 있어. 그렇다면 처녀막이 아예 막혀 있는 사람이 가장 순결한 걸까? 그런 경우는 오히려 월경에 지장을 주기 때문에 수술을 받아야 할 수도 있는데. 결국 처녀막이 있는 것과 순결을 지키는 것은 아무 상관이 없단다.

4. 자궁을 구경하자

자궁성 앞은 사람들로 북적북적했다. 붉은 티셔츠를 입은 사람들이 어디론가 몰려가고 있었다. 궁전 안에서는 밴드의 연주가 끊어졌다 이어졌다 하고 "하나 둘 하나 둘 아아" 하는 소리가 왱왱거렸다.
소녀는 두리번두리번거리다가 빨간 모자를 쓴 여자 아이를 보았다.
"얘, 달거리 행 버스 어디서 타는지 아니?"
"나도 이 동네는 처음이라 잘 모르겠는데……
근데 저기서 무슨 공연이라도 있는 것 같지 않니? 내가 좋아하는 가수가 나오지 않을까 해서 한번 가 볼까 하는데 너도 같이 갈래?"
"그래, 좋아."

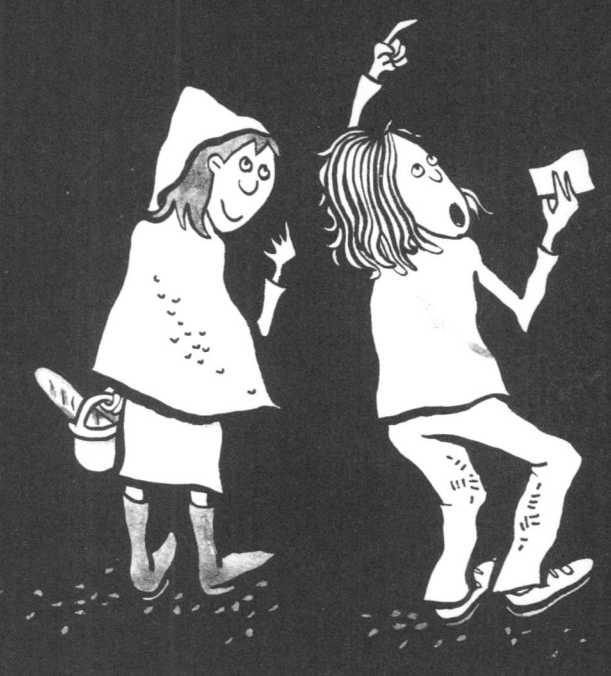

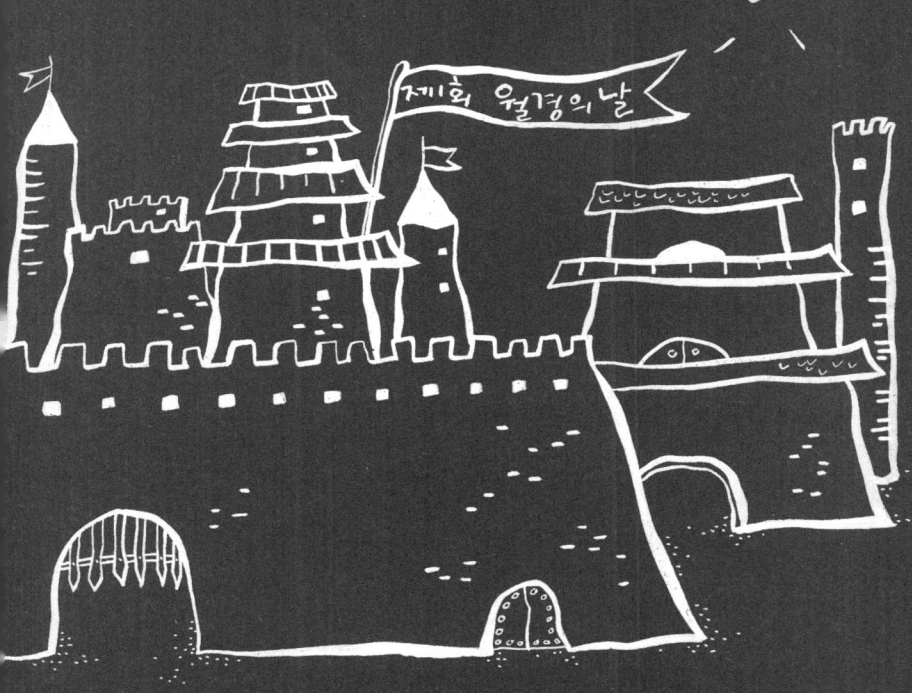

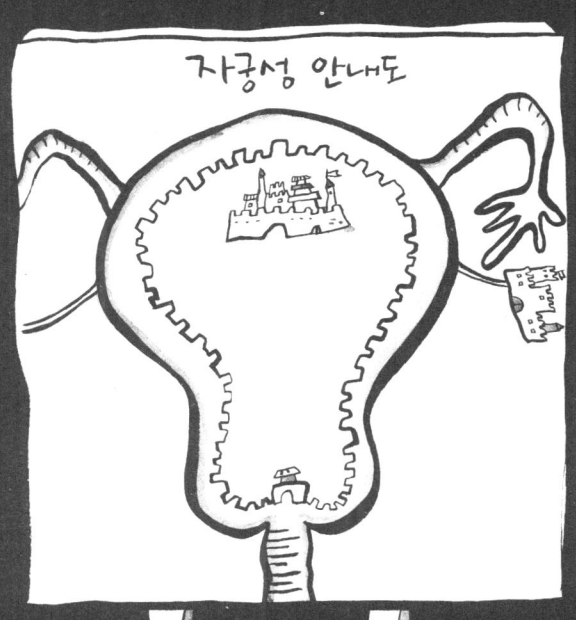

두 소녀는 손을 잡고 인파에 휩쓸려
궁전을 향해 갔다.
자궁 앞에는 "축 제1회 월경의 날"
이라고 씌인 깃발이 휘날리고 있었다.
두 소녀는 자궁성 안내도 앞에
멈춰 섰다.

자궁의 모든 것

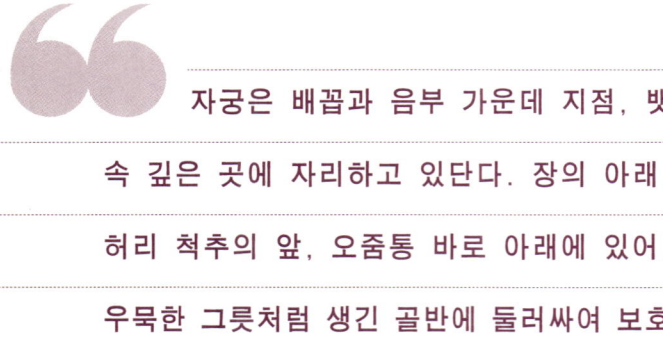

> 자궁은 배꼽과 음부 가운데 지점, 뱃속 깊은 곳에 자리하고 있단다. 장의 아래, 허리 척추의 앞, 오줌통 바로 아래에 있어. 우묵한 그릇처럼 생긴 골반에 둘러싸여 보호받고 있지.

내 자궁은 호두만한 전구

자궁은 위쪽에 둥글고 넓은 자궁체와 아래에 좁고 가는 자궁목으로 되어 있어. 그 모양이 가지를 닮았다고 하는 사람도 있고, 서양 배나 레몬처럼 생겼다고 보는 사람도 있지. 좀 시시하지만 백열 전구 모양으로 생겼다고 보면 이해하기 쉬울 거야.
자궁은 다른 것과 마찬가지로 사춘기 때부터 자라기 시작해. 소녀 때는 호두만한 크기로 자라고, 어른이 되면 폭 5cm, 길이 7cm 정도로 커진단다. 대략 주먹만하지. 네 뱃속에 호두만큼 작고 귀여운 전구 모양의 궁전이 반짝이고 있다고 상상해 보렴.

자궁 내막의 비밀, 월경

사춘기를 거치면서 자궁은 매달 특별한 내막을 만들게 된단다. 말하자면 자궁의 실내 장식을 매달 바꾸는 거야. 아무때나 맘대로 바꾸는 것이 아니고 소녀들 각자의 월경 주기라는 리듬에 맞춰서 하는 거야.

자궁 내막은 1.5-2mm 두께의 얇은 점막 조직으로 둘러싸여 있다가 배란 후에는 수정에 대비해서 내막을 혈액과 액체로 부풀려 5-7mm로 두터워진단다. 7-10일 지나 수정되지 않은 난자가 없어지면 자궁은 두터워진 내막을 허물어 내고 혈액과 액체를 질을 통해 몸 밖으로 빠져나가게 만드는데, 이것이 바로 월경이야. 약 5-7일 간의 월경이 끝나면 자궁은 다음 난자를 맞이하기 위해 또 새로운 내막을 만드는 거야.

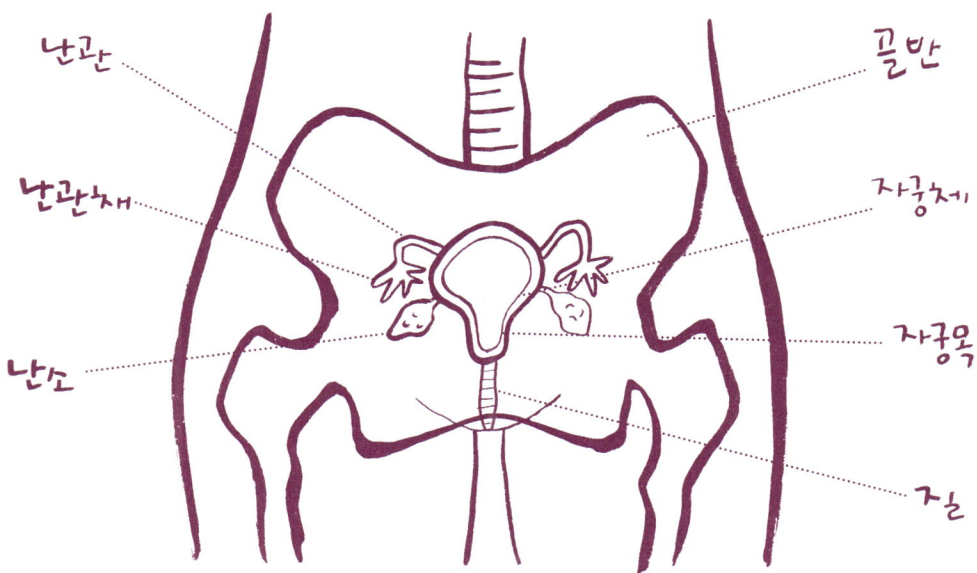

질은 월경혈이 나오는 길

자궁에서 흘러나온 월경혈이나 분비물은 질을 통해 몸 밖으로 나오게 돼. 질은 질구에서 우리 몸 속 자궁까지 연결해 주는 아주 부드럽고 따뜻하고 촉촉한 길이란다. 사춘기 때부터 자라나 성인이 되면 7-10cm 정도로 길어져.
또한 질은 성교를 통해 남자의 정자가 자궁으로 들어가는 길도 되고, 놀랍게도 자궁에서 자란 아기가 세상으로 나오는 길이기도 해. 질 안쪽은 부드럽고 신축성 있는 주름진 점막이 감싸고 있어서 평소에는 오므리고 있다가 아기를 낳을 때는 그 주름이 펴져 질을 넓혀 주거든.

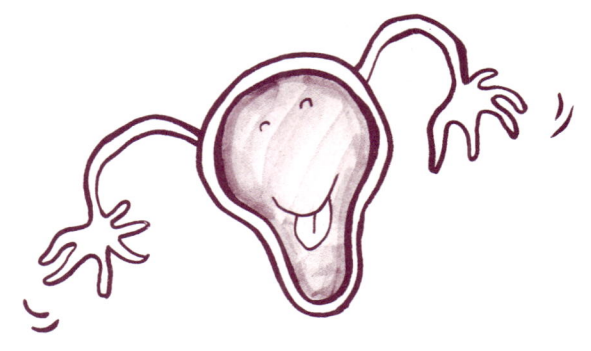

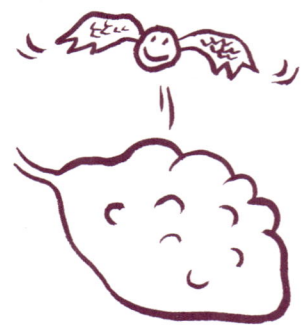

아기 궁전으로 변신

만일 난자가 난관에서 정자를 만나 함께 자궁을 방문하게 된다면 임신이 된 거야. 임신을 하게 되면 월경은 하지 않아. 대신 새로운 임신 황체 호르몬의 지시로 자궁 내막은 아기의 성장에 필요한 영양분 등을 제공하는 막중한 임무를 맡게 된단다. 그리고 자궁은 바로 수정란이 아기로 자라게 해주는 보금자리가 되는 거지. 즉 아기 궁전의 탄생!

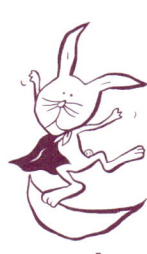

주먹만한 자궁에서 어떻게 아기가 자랄까?

자궁이 질과 마찬가지로 아주 신축적으로 늘어날 수 있기 때문이야. 임신한 여성의 배가 열 달 동안 점점 불러오는 모습을 떠올려 보렴. 자궁의 출입문이라고 할 수 있는 자궁목 역시 평소에는 성냥알 크기의 구멍으로 거의 닫혀 있는 것처럼 보이다가 아기를 낳을 때는 아기의 머리가 빠져나올 수 있을 정도로 벌어진단다.

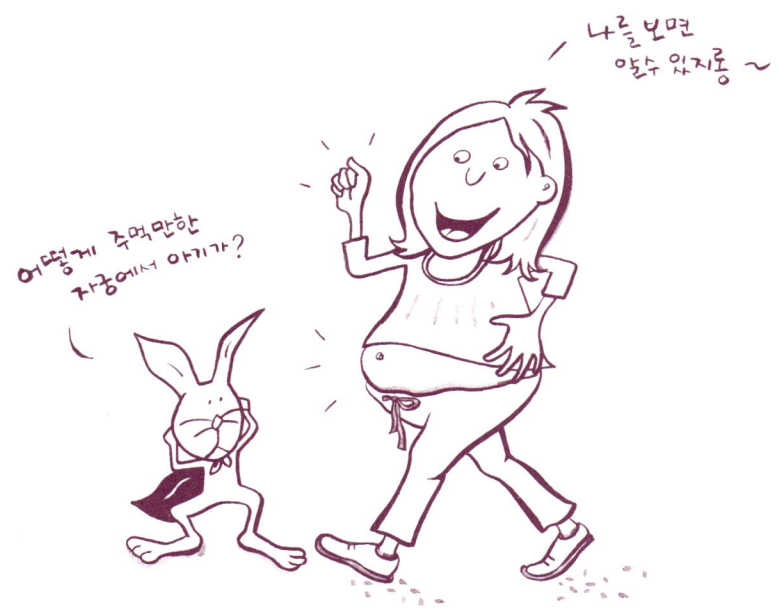

7. 난소국 난자공주

제61회 월경 페스티벌
때 | 소녀13년 5월 7일
곳 | 음핵동산 앞 광장

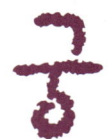

자 궁

20×△년 ×월△일 월요일 소녀13년 1월 3일

난자 공주 자궁성 방문
배란의 날 기념행사 성대히 열려

지난 2일 난소국의 난자 공주가 처음으로 자궁성을 국빈 방문하였다. 자궁성 당국은 2주 전부터 난포 호르몬 장관의 지휘 아래 난자 공주 맞이 준비에 만전을 기하였다. 난자 공주가 난소국 공항에서 떠오르는 순간 나팔모양의 난관채가 난자 공주의 일인용 비행선을 사뿐히 착륙시켰다. 난관터널을 통과해 마침내 자궁성에 도착한 난자 공주는 이틀 간의 공식 일정에 들어갈 예정이다. 한편, 황체 호르몬 장관은 "난자 공주가 묵을 숙소인 자궁 내막에 따뜻하고 포근한 침대와 커튼을 더욱 두텁게 마련하라"고 지

자궁성 안내도 옆에는 기념 행사 사진들이 걸려 있었다.
소녀는 그 아래에 있는 신문 기사를 소리내어 읽기 시작했다.

"2주 전 신문이잖아!"
두 소녀는 난소 공주의 사진을 뒤로 하고 서둘러 궁전 안으로 들어갔다.

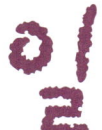  

일 보

소녀들을 위한 지혜
캐서린 디 지음

또문소녀

구독문의 | 02-324-7486

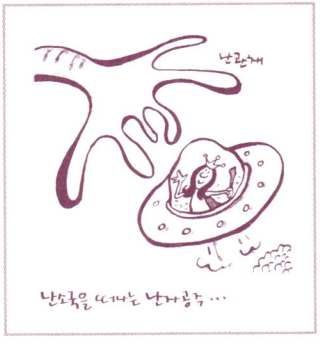

난소국을 떠나는 난자공주…

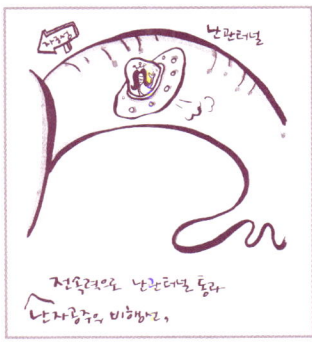

전속력으로 난관터널 통과
난자공주의 비행기,

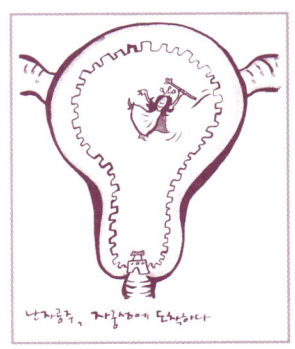

난자공주, 자궁성에 도착하다

시했다.

◆ 기자 회견 내용 | 공식 기자 회견에서 난자 공주는 "난소국은 앞으로 매달 정기적으로 공주의 방문 행사를 가질 예정"이며 "소녀 제국의 건강과 안녕을 위해 자궁성과 적극 협력하기로 합의했다"고 말했다.

자궁 | 문 블러드 기자

배란, 난자가 '톡'

> 배란은 난소에서 자라난 성숙한 난자가 매달 한번씩 좌우의 난소에서 번갈아 가면서 밖으로 튀어나오는 과정을 말하는 거야. 아직 몸이 덜 성숙한 초경 때나 노화가 진행되는 폐경 때는 특히 배란을 하지 않고 월경을 할 확률이 높단다.

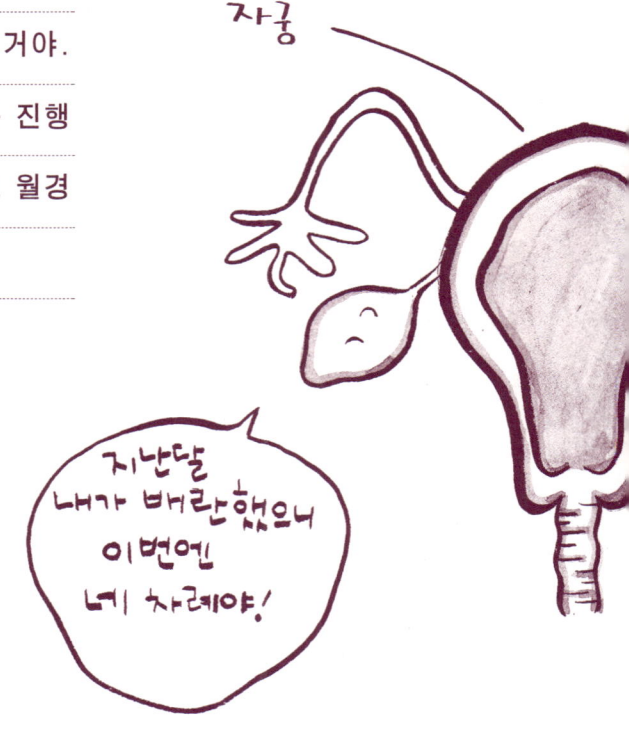

자궁

지난달 내가 배란했으니 이번엔 네 차례야!

난소는 난자의 고향

난소는 난자가 머물고 자랄 수 있도록 해 주는 곳이야. 자궁 왼쪽과 오른쪽에 한 개씩 있는데 둥글넓적한 모양으로 큰 아몬드처럼 생겼어. 겉은 단단하지만 속은 스펀지처럼 아주 부드럽단다. 색깔은 회백색에 가까워.

난관을 거쳐 자궁으로

배란기는 월경을 시작하기 2주 전쯤. 성숙한 난자 하나가 난소에서 톡 하고 튀어나온단다. 이것을 나풀나풀한 난관채가 잡아서 난관으로 쓸어 보내고, 난자는 난관을 지나 서서히 자궁으로 보내진단다. 난관은 하나의 길이가 약 10cm 정도 되는 긴 관으로 자궁의 좌우 양쪽에서 자궁과 난소를 이어주고 있거든. 나팔 모양 같다고 해서 나팔관이라고도 불러.

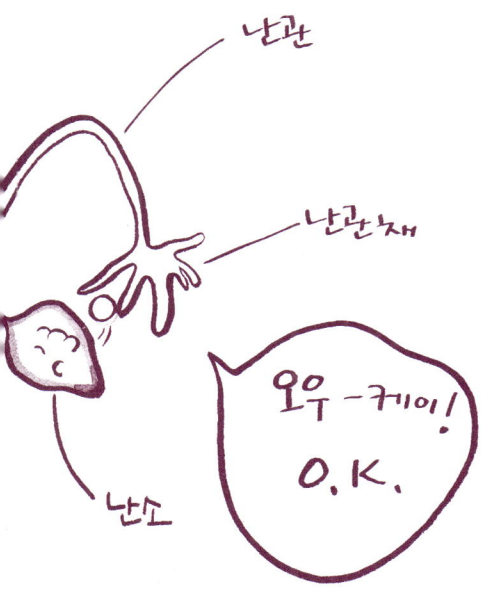

사춘기에 난자는 40만 개

여자 아이는 두 개의 난소 속에 2백만 개나 되는 성숙하지 않은 난자를 미리 가지고 태어난대. 이것이 사춘기에는 40만 개, 폐경기에 이르면 몇 백 개로 줄어든단다. 난자들은 각각 난포라는 주머니 속에 들어 있는데 크기는 바늘로 콕 찔렀을 때 생기는 점만하단다. 우리 몸의 세포 중 가장 큰 세포이기도 해. 눈으로 볼 수 있을 정도로 크니까.

평생 약 450번 배란

사춘기에 이르러 난소에서 호르몬이 분비되면 성숙한 난자를 만들기 시작한단다. 매달 10-20개 정도의 난자가 성숙을 시도하는데, 이 중에 보통 하나만 완전히 성숙해지고 나머지는 다시 몸 속으로 흡수된다니 대단히 치열한 경쟁이지? 이렇게 해서 일생 동안 배란을 준비하는 성숙한 난자는 약 400-450개 정도란다. 배란된 난자의 생존 기간은 최대 48시간이고, 수정이 되지 않은 난자는 흩어져서 다른 세포 속으로 흡수되지.

6 축! 월경

두 소녀가 건물 안으로 들어갔을 때는
이미 기념식이 시작된 후였다.
기름진 목소리가 성능 좋은 마이크에서 쩌렁쩌렁 울려 나왔다.
"그럼, 호르몬 장관님을 모시고 개회사를 듣도록 하겠습니다."
짝짝짝짝. 두 소녀는 까치발을 하고 깡총거렸다.

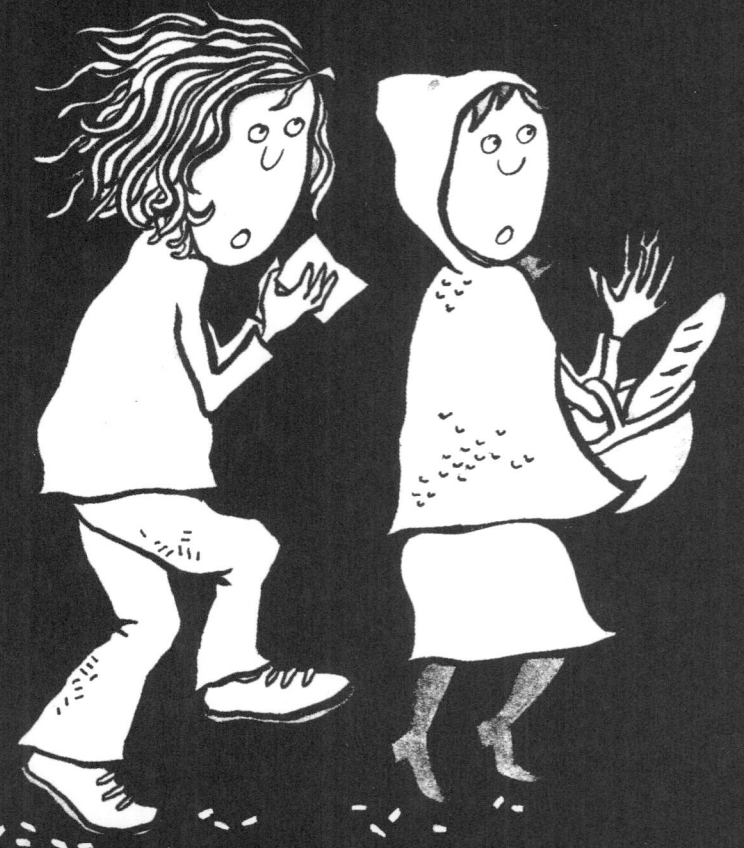

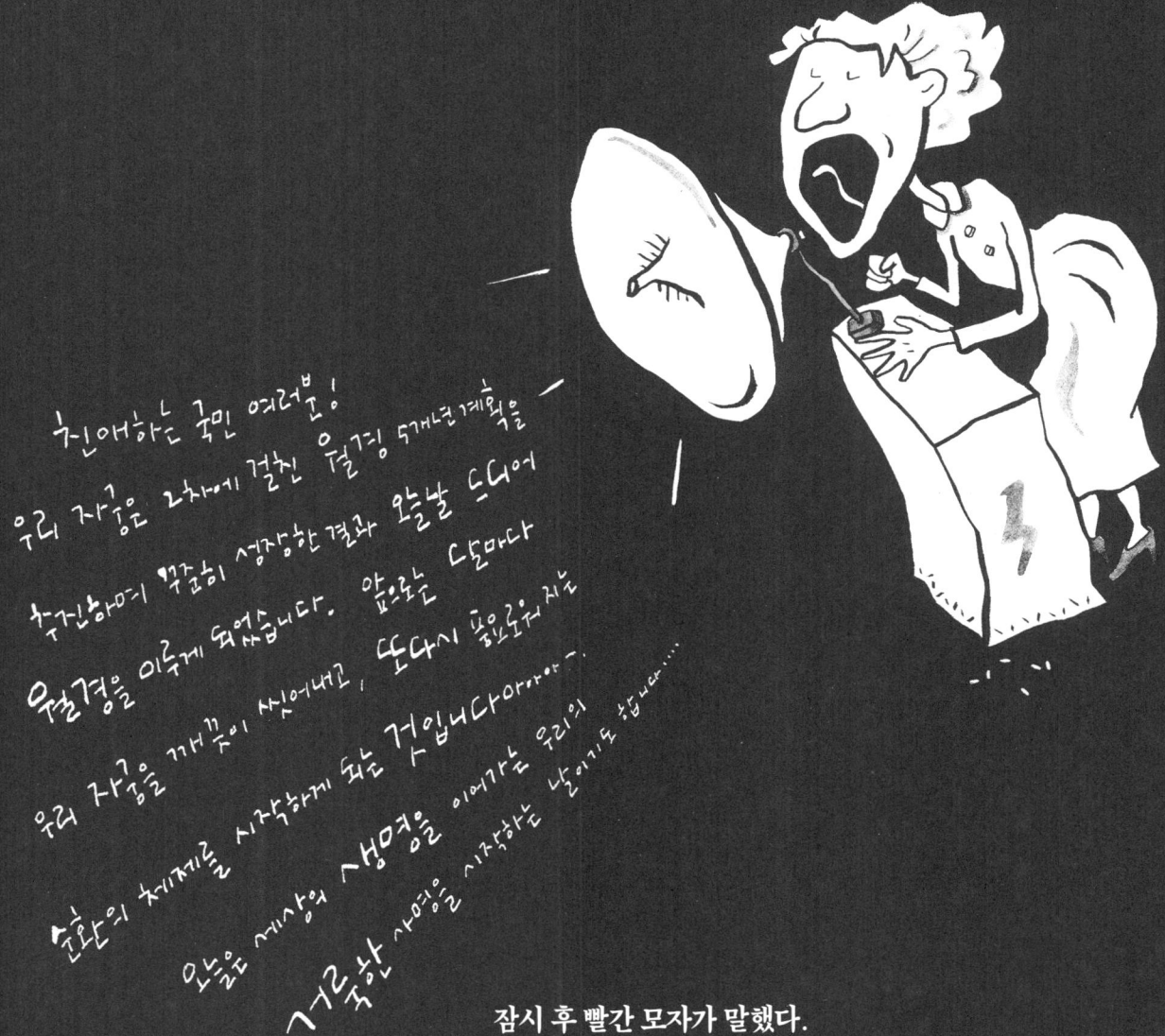

잠시 후 빨간 모자가 말했다.
"난 이제 그만 가야겠어. 사실은 할머니한테
빵과 잼을 갖다 드리러 가는 길이거든."
무대 위에는 꽃가루와 리본이 흩날리고
여자 아이들이 붉은 깃발을 앞세우고
씩씩하게 무대 위로 줄지어 걸어가고 있었다.

어떻게 월경을 할까

> 월경을 한다는 것은 달마다 월경혈이 질에서 빠져 나오는 것을 말해. 월경을 하는 기간은 짧으면 3일, 길게는 7일이야. 그래서 평균 5일. 월경의 양이 많은 사람도 있고 적은 사람도 있단다. 또 어떤 달은 조금씩 짧게 하고 끝나는가 하면, 어떤 달은 많이 길게 할 수도 있어.

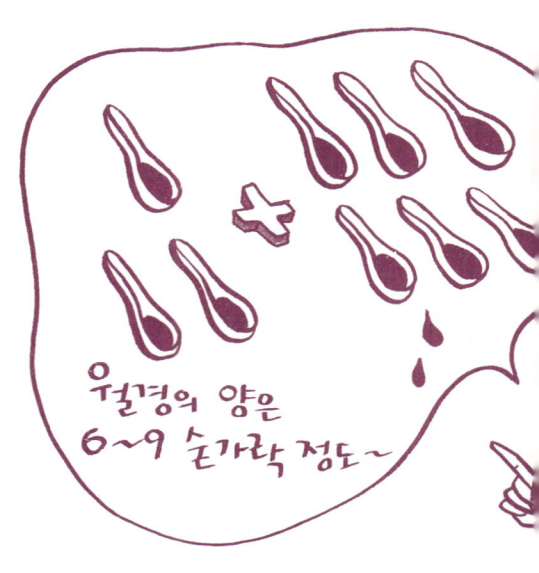

월경의 양은 6~9 숟가락 정도~

월경혈의 양

월경을 하는 양은 일반적으로 첫날이나 둘째 날이 양이 가장 많고 점차로 줄어들면서 더 이상 나오지 않게 돼. 하지만 가끔 첫날은 적고 그 다음에 많아지다가 다시 줄어들어서 그치기도 하지. 총 월경 양은 평균 6-9 숟가락(80ml) 정도야. 그중에 혈액은 3-4 숟가락(35ml) 정도의 아주 적은 양일 뿐이지.

서서히 그리고 조금씩

월경을 하면 오줌과 같이 참거나 멈출 수 있는 방법은 없어. 그렇다고 월경혈이 펑펑 쏟아지는 게 아니고 서서히 시작되어 서서히 멈추는 거야. 그래서 사실 거의 느껴지지가 않는데 종종 약간의 액체가 몸에서 조금씩 흘러나오는 느낌이 들 거야. 또 월경혈은 상처가 났을 때 흘리는 피가 아니기 때문에 아픈 것이 아니란다.

발갛고 새빨갛고 검붉게

월경혈의 색깔은 사람마다 조금씩 다르고 또 월경하는 동안에도 변하게 돼. 자궁에서 바로 빠져나온 월경혈은 밝은 빨간색이지만, 몸 밖으로 빠져나오는 데 오래 걸릴수록 색깔이 어두워지거든. 그래서 보통 시작할 때는 빨갛다가, 점차 검붉은 색을 띠고, 끝날 무렵에는 갈색에 가깝지. 가끔 갈색 덩어리가 보이기도 하는데 이것은 자궁 내막이 분해되면서 자궁 세포 조직이 떨어져 나오는 것이니까 지극히 정상적인 것이야.

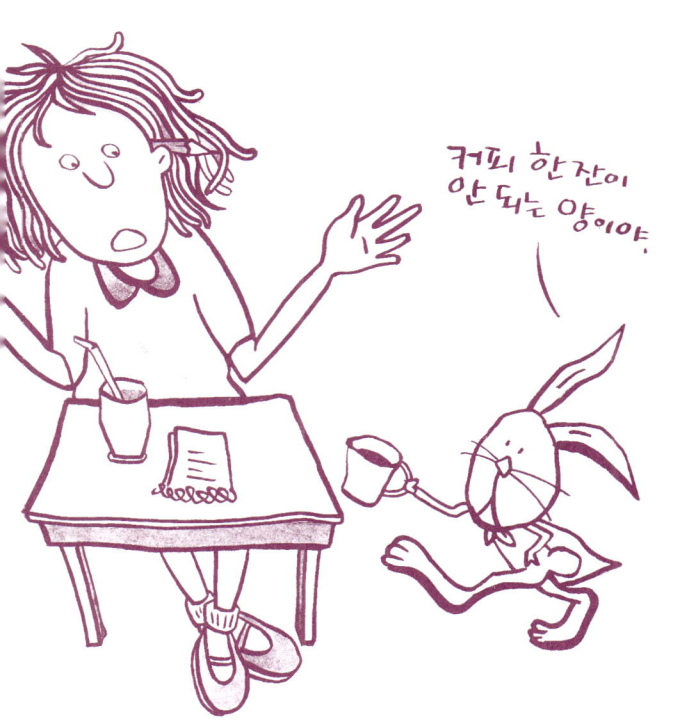

커피 한 잔이 안 되는 양이야.

🌙 냄새가 나지 않을까

월경을 하면 냄새가 나지 않을까 예민해지는 경우가 있는데, 사실 월경혈 자체는 약간의 철분 냄새만 가지고 있을 뿐이야. 월경혈이 밖으로 나와 공기와 접촉하면서 특유의 냄새가 생기게 되는 거야. 월경대를 적당히 갈아주고, 평소대로 목욕이나 샤워를 하면 본인말고 다른 사람이 눈치 챌 염려는 전혀 없어.

🌙 월경 중에 목욕은 어떻게?

월경 중에 목욕을 하는 것은 몸을 청결히 유지하는 데 필요할 뿐 아니라 긴장된 근육과 기분을 이완시켜 주는 데도 도움이 된단다. 탐폰을 했을 경우에는 탐폰 끈만 살짝 보이기 때문에 공중 목욕탕에 갈 수도 있어. 집에서 한다면 욕조 속으로 월경혈이 조금 흘러나올 수 있는데 전혀 해로운 게 아니니까 괜찮아. 샤워기로 몸을 씻은 후, 몸을 닦을 때 수건에 조금 묻을 수도 있어. 가랑이 사이만 휴지로 닦아도 되겠지. 몸을 닦은 후 속옷을 준비하고 새 월경대를 하면 끝.

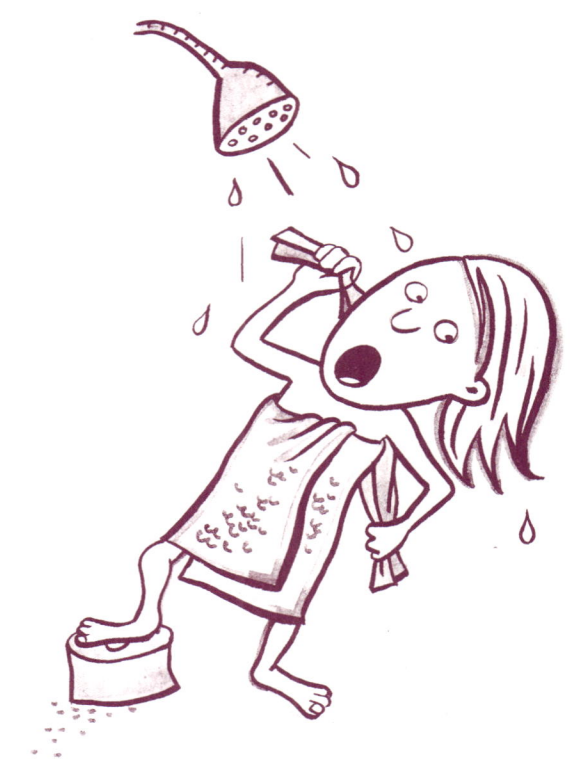

월경대
월경혈을 받아내는 물건. 월경대에 관한 자세한 내용은 59-69쪽에.

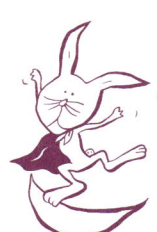

여성 호르몬 장관은 누구?

여성 호르몬은 우리 몸을 어린아이 몸에서 여자 어른으로 성숙시켜 주는 호르몬이야. 사춘기에 젖가슴이 생기고, 엉덩이와 허벅지가 넓어지고, 성기가 커지고, 음모가 나오고, 자궁과 난소가 발달하면서 월경이 시작되는 것 모두 여성 호르몬과 관련이 있단다.
월경 주기에 따라 호르몬이 변하는데, 월경이 끝날 때쯤 우리 뇌에서는 난소의 성숙을 돕는 난포 자극 호르몬이 분비돼. 난소에서는 난자를 키우는 난포 호르몬(에스트로겐)이 분비되면서 체온이 낮아지지. 배란이 되면 뇌에서 다시 황체화 호르몬을 분비시켜 난소가 빠져나간 난포는 황체로 만들고, 이 황체는 황체 호르몬(프로게스테론)을 배출하여 자궁 내막이 자라는 것을 돕는단다. 배란 후 체온은 섭씨 0.5-1도 상승해. 배란된 난자가 수정이 되지 않으면 호르몬이 감소하면서 월경이 시작되는 거야.

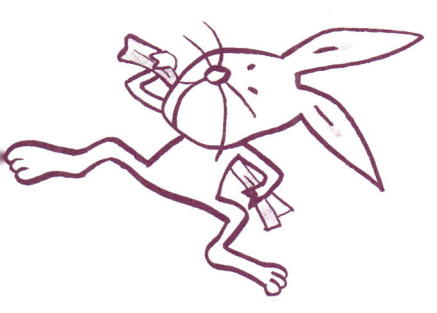

월경은 물처럼 펑펑 쏟아지는 게 아냐! 그래서 샤워도 할 수 있지.

7. 달거리 가는 길

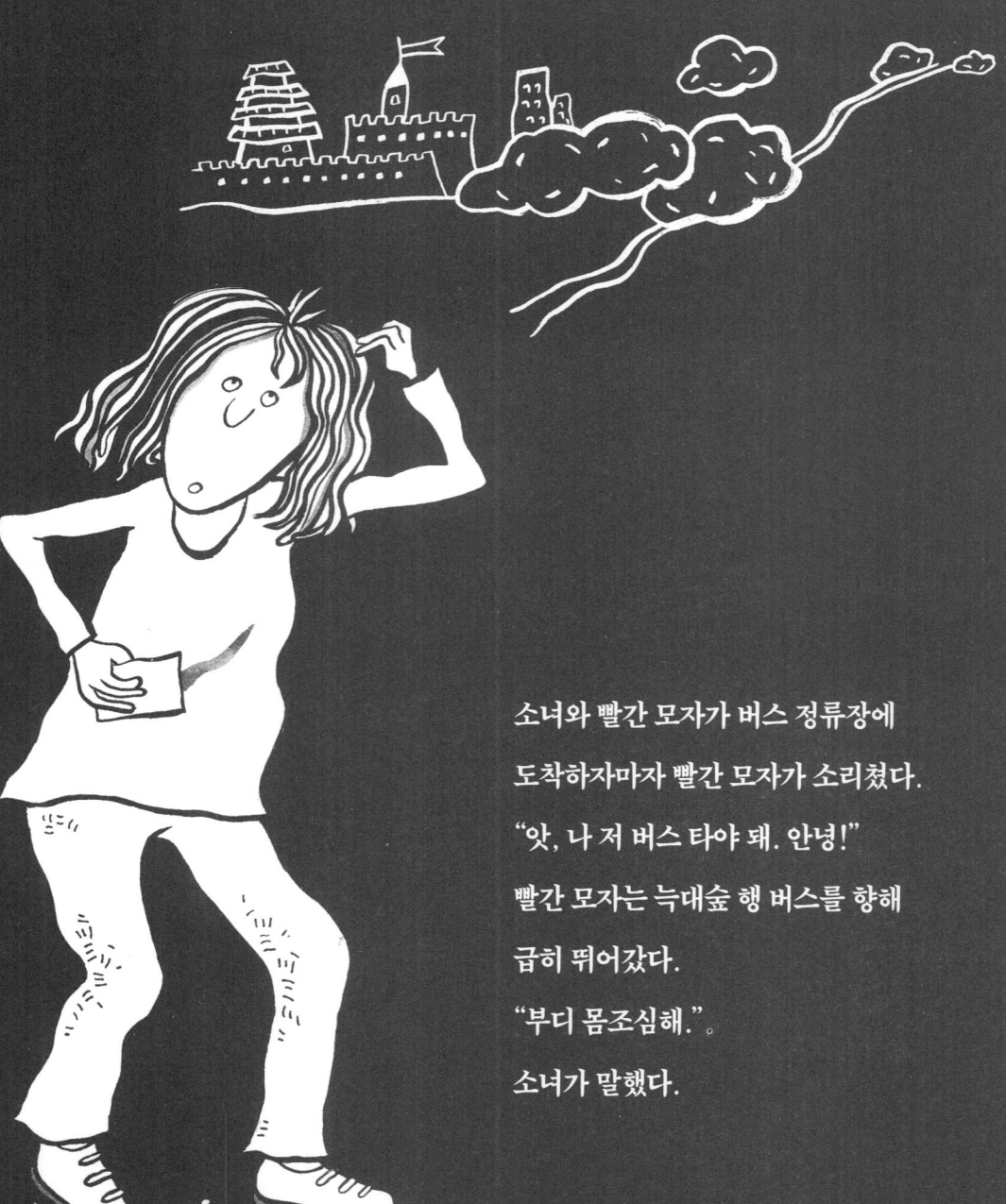

소녀와 빨간 모자가 버스 정류장에
도착하자마자 빨간 모자가 소리쳤다.
"앗, 나 저 버스 타야 돼. 안녕!"
빨간 모자는 늑대숲 행 버스를 향해
급히 뛰어갔다.
"부디 몸조심해.".
소녀가 말했다.

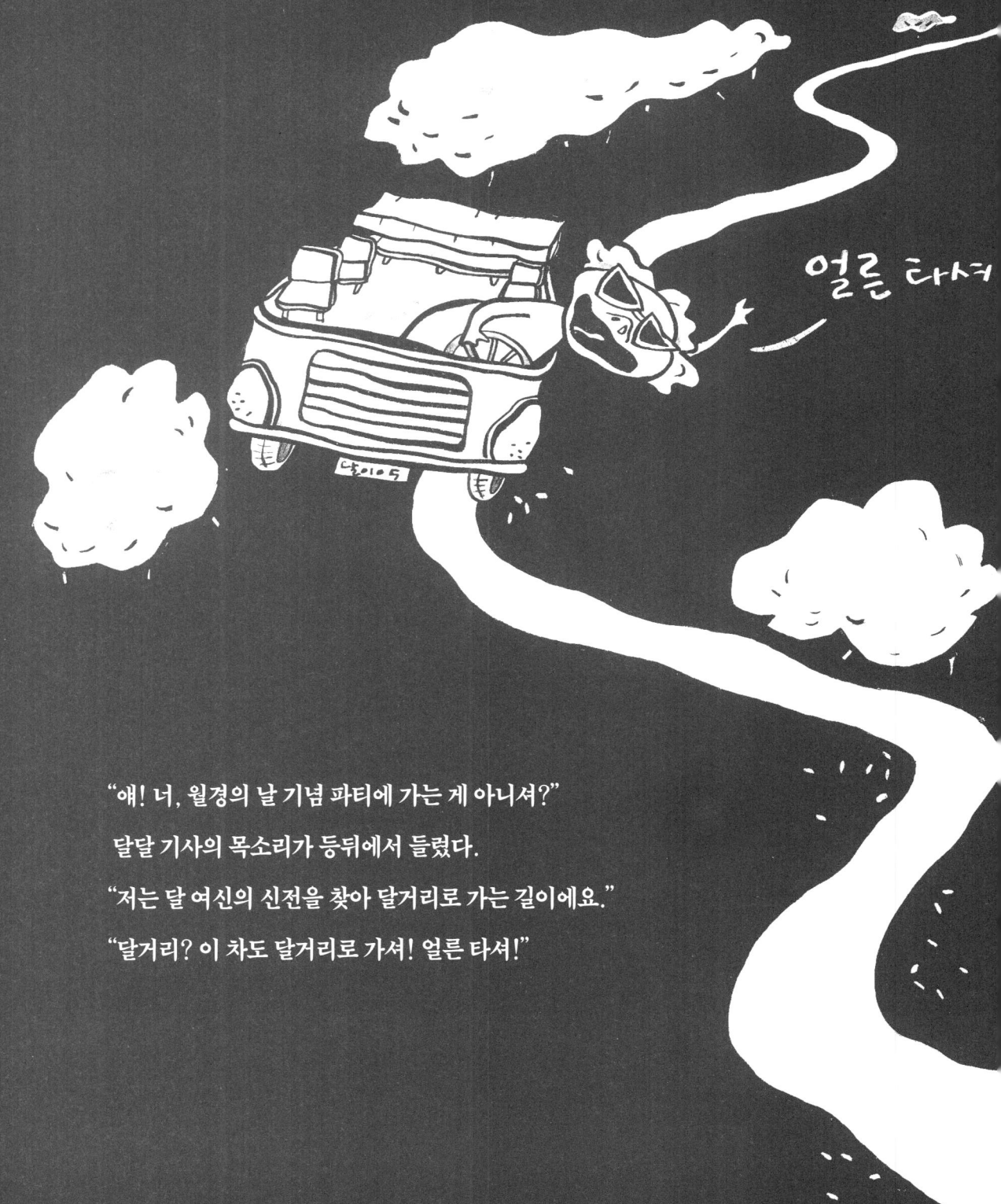

"얘! 너, 월경의 날 기념 파티에 가는 게 아니셔?"
달달 기사의 목소리가 등뒤에서 들렸다.
"저는 달 여신의 신전을 찾아 달거리로 가는 길이에요."
"달거리? 이 차도 달거리로 가셔! 얼른 타셔!"

월경 주기는
나만의 리듬

> 월경 주기란 월경이 달마다 주기적으로 일어나기 때문에 만들어지는 거야. 이번 월경과 다음 월경 사이의 기간이 한 단위가 되어 리듬이 생기고 주기가 생긴단다. 마치 달이 지면 해가 뜨고 여름이 가면 겨울이 오고 밀물이 지나가면 썰물이 시작되는 것과 같아.

평생 약 500번

월경 주기는 월경을 시작한 날로부터 다음 월경을 시작하기 전날까지를 세어 보면 돼. 보통 26-32일 사이에서 왔다갔다 할 거야. 평균 28일. 월경 주기는 월경이 시작되는 초경부터 월경이 없어지는 폐경 때까지 계속되는 거야. 폐경은 보통 45-50세 전후로 해서 일어난다고 해. 그러면 여성은 일생 동안 약 500회의 월경 주기를 경험하게 된다는 계산이 나오게 되지.

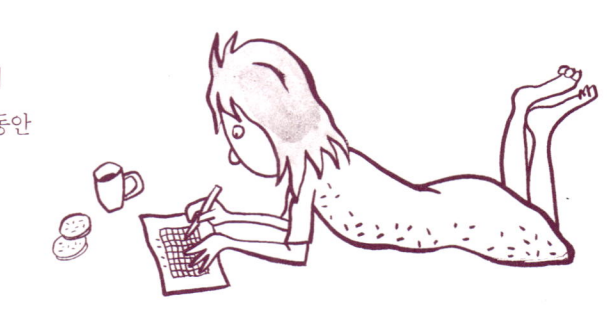

불규칙한 월경 주기

초경 후 1-2년 동안은 대부분 월경이 불규칙하단다. 한 달에 두 번 월경을
하기도 하고 일주일 내내 월경을 하거나 아예 몇 달 동안 월경이 없을 수도 있어.
아직 몸이 덜 성숙했기 때문이야. 초경 후 몇 년 동안 우리 몸이 적응을 하게 되면
차츰 배란과 월경이 규칙적으로 변한단다. 이밖에 호르몬의 변화, 다이어트,
스트레스와 긴장, 갑작스런 일상 생활의 변화에 따른 흥분과 불안 등으로
월경이 늦어지거나 빨라질 수도 있어.

나만의 월경 주기

나만의 월경 주기를 알고 싶다면 월경 달력을 만들어 표시를 해두면 좋아. 매달
월경을 시작한 날과 끝난 날, 월경 동안 양이 많았는지 적었는지, 월경대는 몇 개나
사용했는지, 기분은 어땠는지, 어떤 증상이 있었는지를 기록해 두면 점차 자기만의
패턴을 읽을 수 있게 되겠지? 그러면 다음에 언제쯤 월경이 시작될지, 얼마나
지속될지 예측하기가 쉽고 월경대를 미리 준비할 수 있어 편하단다.
이 책 커버 안쪽을 펼쳐 봐. 짜잔! 큼직한 월경 달력 보이지? 그럼 이제부터
내 몸이 만들어 내는 독특한 무늬를 새겨 볼까?

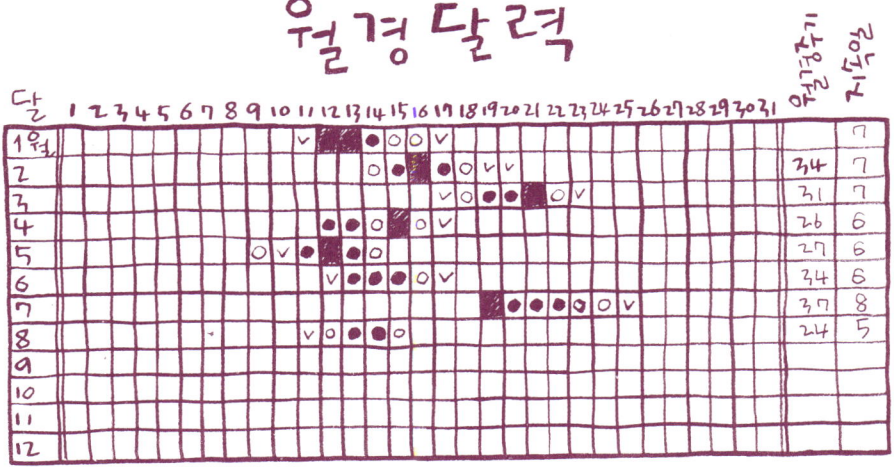

8. 배란기 언덕 넘어

달달 기사의 버스는 평평한 길을 한참 달린 뒤
갑자기 급경사 언덕길을 올라가기 시작했다.
웃는 돌사자 옆에 '여기까지 난포기. 안녕히 가십시오.' 라는 팻말이 보이고,
'배란기 1일 전' 이라는 이정표도 보였다.

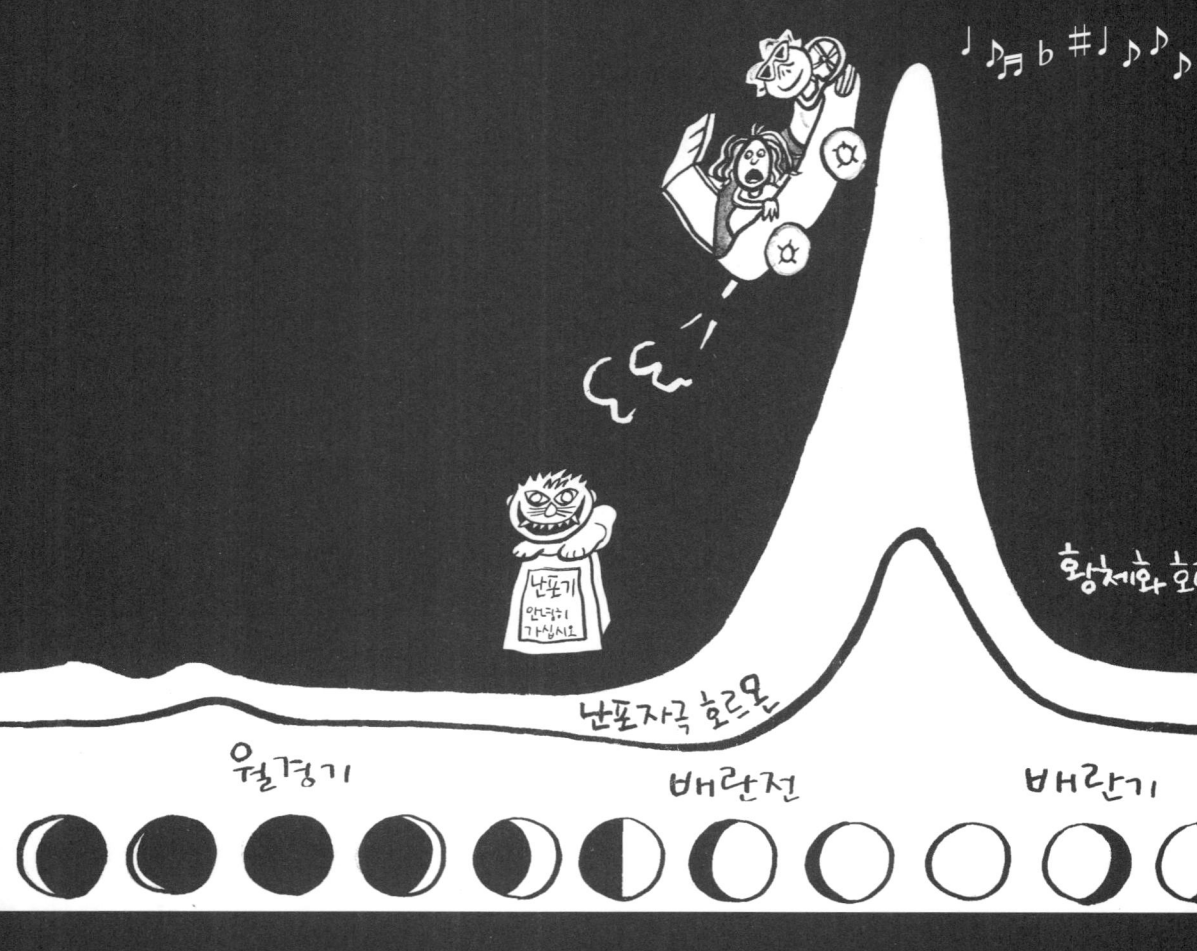

달달 기사가 말했다.
"난 이 동네에만 오면 갑자기 기분이 좋아지고
저절로 노래가 나온다니까."
버스가 가파른 내리막을 달려 내려가더니 곧 '달거리' 라는 이정표가 보였다.

누구나 한번쯤은 첫경험을 하고 누구나 삼십대쯤 월경을 하지. 피땀 쳐서 이쯤 월경 월경이야. 세월이 흘러가면 노년을 맞지. 그것이 바로 월경 월경이야~ 아아 철부지 어린잇을때는 월경을 몰라. 그런 월경 안 닮을 감싸본 사람, 그런 월경 너무 많은 사람, 그것이 바로 월경 월경 월경이야...

월경천

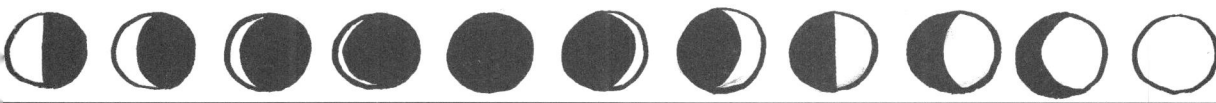

월경 주기의 4단계

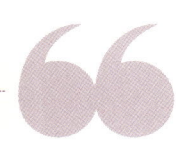

> 월경 주기의 한 단위는 월경기 | 배란 전 | 배란기 | 월경 전, 네 단계를 거쳐 완성된단다. 이것은 월경 주기마다 반복되는 거야. 누구나 자신만의 월경 주기의 리듬에 따라 신체와 감정의 변화를 겪게 된단다.

1단계-월경기

월경혈이 질을 통해 서서히 배출되면서 자궁 내막이 재생을 준비하는 시기. 보통 월경 직후에는 신체 에너지가 상승하고 생동감이 넘치게 된단다. 사교적 성향과 외향적 활동이 많아지고, 열정과 새로운 아이디어로 충만해지는 시기.

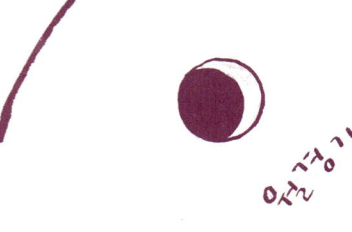

4단계-월경 전

여성 호르몬이 감소하면서 월경을 준비하는 시기. 수정되지 않은 난자는 녹아 없어지고 호르몬이 감소하면서 자궁 내막이 분해되기 시작해. 월경 전에 느끼는 기분의 변화나 신체적 변화는 바로 호르몬의 변화 때문이야. 에너지가 감소하고 혼자 있고 싶은 욕망이 커진단다. 자기 마음을 들여다보고 자신의 삶에서 힘들고 어려운 부분들에 대해 되돌아보면서 그것을 변화시킬 수 있는 능력을 탐색하는 데 좋은 시기.

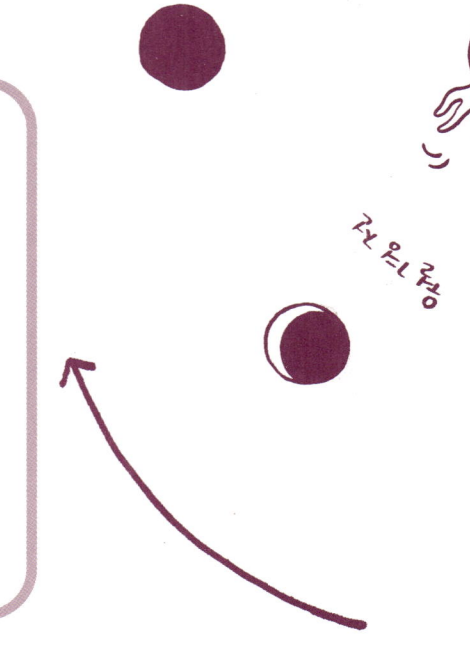

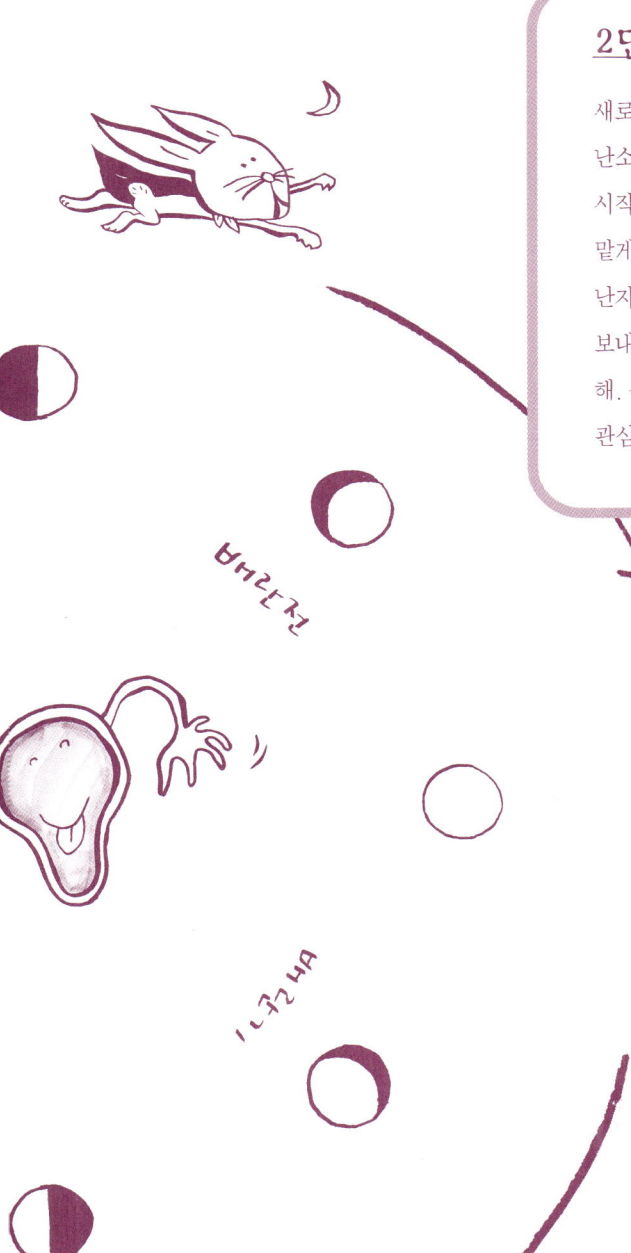

2단계 - 배란 전

새로운 난자를 성숙시키는 시기. 월경이 끝날 때쯤, 난소는 또다시 새로운 난자를 난관으로 보낼 준비를 시작한단다. 오른쪽 왼쪽 난소가 달마다 번갈아 맡게 돼. 난소에서 분비된 난포 호르몬이 매달 난자 한 개를 성숙시키는 동시에, 자궁에 신호를 보내 새로운 내막을 만들어 난자를 받아들일 준비를 해. 심리적으로 긴장이 풀어지고 타인에 대한 관심과 배려가 높아지는 시기.

3단계 - 배란기

성숙한 난자가 난소에서 빠져 나오는 시기. 황체 호르몬이 분비되면서 자궁 내막을 혈액과 그 밖의 액체로 채워 더욱 두껍게 만들고 배란된 난자가 수정될 때를 대비한단다. 배란을 할 때쯤에는 하얗고 미끈거리는 분비물이 나오면서 축축해지는 걸 느낄 수 있을 거야. 창의력이 최고의 수준에 도달하는 시기.

월경통이 뭘까?

월경하는 동안에, 특히 시작하는 날 주로 아랫배나 허리가 아픈 경우가 많은데 자궁이 점막을 배출하느라 근육이 수축 이완을 반복하면서 피곤해져서 그래. 때로 두통이나 변비가 있는 것은 몸 안의 수분을 축적하려는 성향이 있기 때문이야. 월경 전에 가슴이 커지고 뚱뚱해지는 느낌이 드는 것도 이 때문이고.
월경통은 사람에 따라 전혀 느끼지 못하는 경우도 있고, 무시할 수 있을 만큼 가벼운 정도가 있는가 하면, 참을 수 없을 만큼 아픈 경우도 있어. 월경통이 심하다가 없어지기도 하며, 월경통이 없다가 생기기도 해.
자신에게 가장 잘 맞는 월경통 다스리는 방법을 찾아보렴. 사람마다 효과가 다르거든.

월경 전 기분의 변화

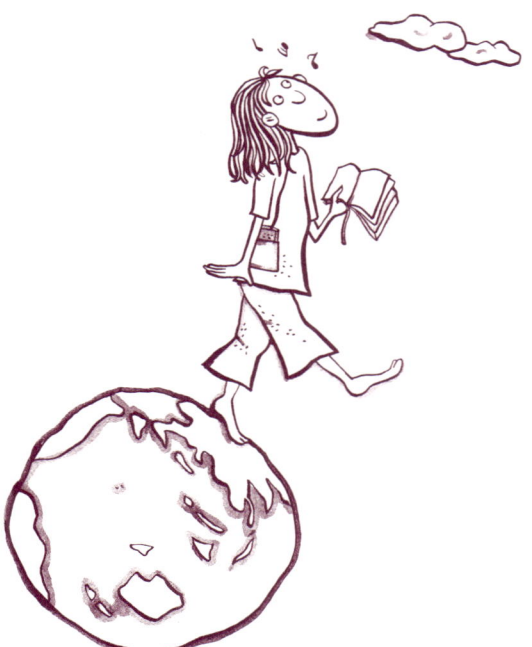

월경하기 며칠 전부터 가슴이 커지거나 민감해져서 만지면 아프다는 경우도 있고, 손과 얼굴이 붓거나 여드름이 생기기도 해. 신경이 예민해져서 짜증이 나고 우울하기도 하고 졸음이 쏟아지거나 불안해진다는 사람들도 있어.
하지만 월경이 시작되면 곧 사라진단다. 물론 모든 여자들이 똑같이 겪는 것도 아니고, 매번 그런 것도 아니고, 매달 증상이 달라질 수도 있어. 월경이 다가오면 몸을 편히 쉬면서, 친구랑 노는 것보다 음악을 듣거나 책을 보거나 산책을 하며 혼자만의 시간을 즐겨 보라고 우리 몸이 보내는 신호가 아닐까?

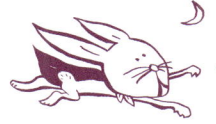

월경통 다스리는 법

- 화학 약품이 적은 월경대를 사용한다.
- 다른 일에 집중하면서 잊어버린다.
- 집에서 휴식을 취하며 책이나 비디오를 본다.
- 뜨거운 목욕을 하거나 따뜻한 물주머니를 댄다.
- 아로마 오일로 복부나 허리를 마사지한다.
- 몸을 따뜻하게 해주는 생강차, 인삼차를 마신다.
- 비타민, 미네랄, 칼슘, 철분이 많은 음식을 먹는다.
- 탄산 음료나 카페인 음료를 줄이고 물을 많이 마신다.
- 다리를 45도 각도로 들어올린다.
- 깊이 호흡하면서 근육을 이완시켜 주는 체조를 한다.
- 심한 경우에는 진통제를 복용한다.

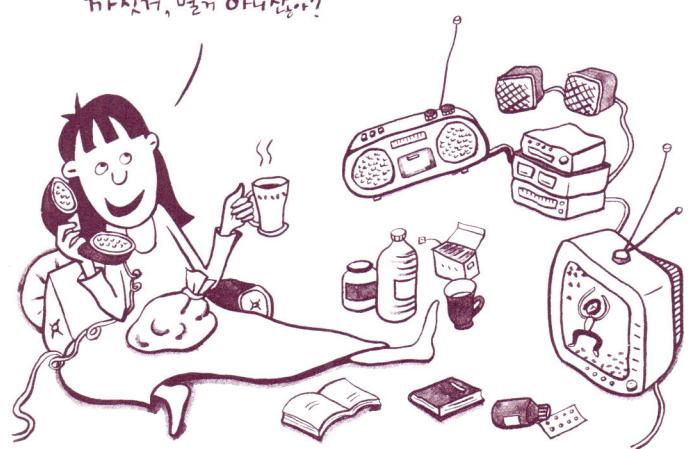

진통제와 라이 증후군
아스피린은 2-16세 어린이에게서 라이 증후군이라는 급성 장애를 일으킬 수 있으므로 진통제를 복용할 때는 이부프로펜 제재를 복용하는 것이 좋다. 이부프로펜이라는 이름이나 다른 상품명으로 판매되고 있다.

9. 초승달이 뜨기 전에

"달거리에 다 왔어!"
"여기가 달거리예요? 달거리에서 이슬길을 찾아야 한다는데,
붉은 흙하고 높은 산밖에 안 보이네요."
"그럼 시내에 있는 월가를 말하는 건가? 요즘은 거기를
달 거리라고도 부르더라구. 거기가 이 차의 종점이야.
꽤 먼 길이니 잠이나 한숨 자 두셔! 그럼 다시 출발!"

'여성 몸의 시계가 초승달을 가리키기 전에 도착해야 할 텐데.'
버스가 구불구불한 고갯길을 넘어가는 동안 소녀의 눈꺼풀은 점점 무거워졌다.

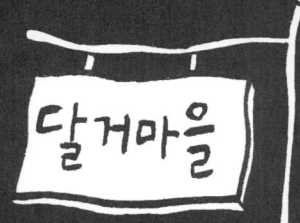
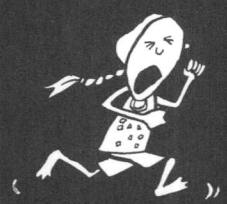
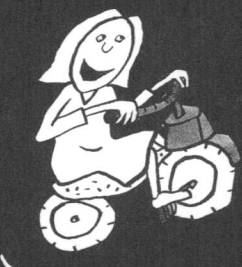
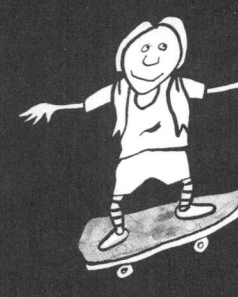

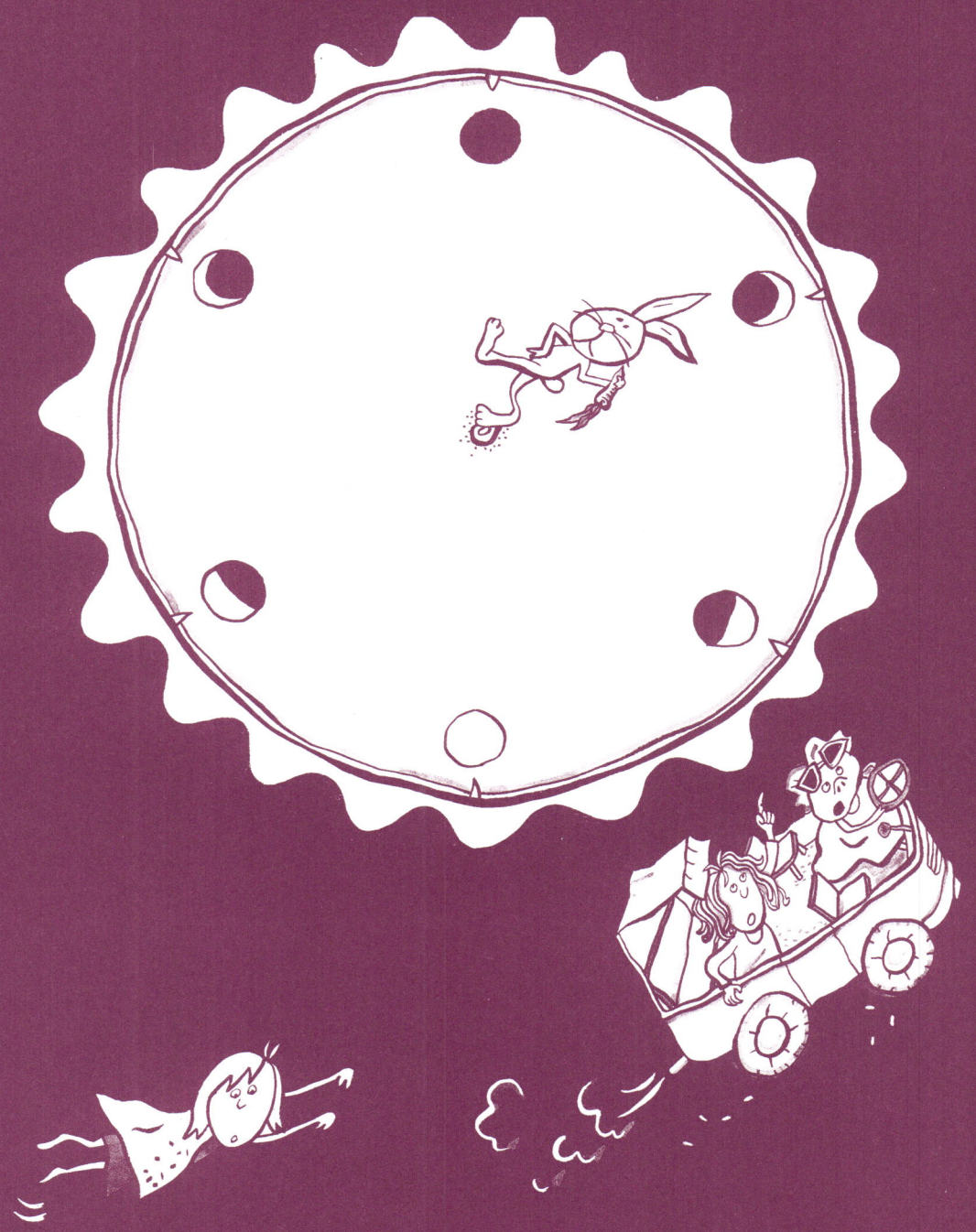

달, 달 무슨 달

> 월경 주기는 달이 변하는 주기(29.5일)와 거의 일치하기 때문에 오래전부터 여성의 월경 주기는 달의 변화에 비유되곤 했단다. 인공 조명이 없던 시대에 자연과 더불어 살던 여성들은 달의 주기에 따라 보름달이 뜨면 배란을 하고 그믐달이 뜨면 월경을 했다는 말도 있어.

☾ 달에게 말 걸기

북아메리카 유록족 여자들은 월경이 불규칙해지면 보름달 빛을 받고 앉아 달에게 말을 걸고 달의 주기와 몸이 일치하도록 기도를 했단다.

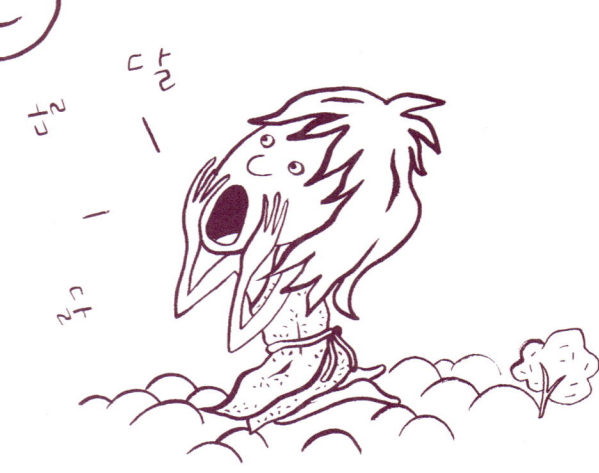

달빛 마시기

옛날 우리 나라에서는 임신을 준비하는 여자가 달의 음기를 보충하기 위해서 보름달 빛을 들이마시는 호흡법이 전해져 내려오기도 했다지.

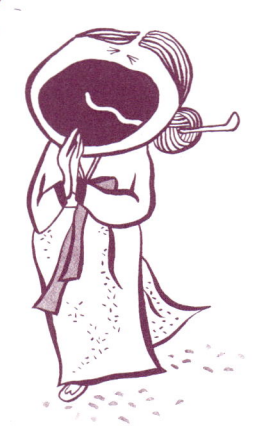

달빛 쬐기

현대에 와서는 배란이 불규칙한 여성을 대상으로 한 실험에서 방에 보름달 빛처럼 은은한 불빛의 전구를 켜고 잠을 잔 결과, 배란과 월경이 좀더 규칙적으로 변했다는 보고도 있어. 이는 빛과 월경 주기와의 연관을 보여 주는 것으로 실험자, 드완의 이름을 따서 '드완 효과' 라고 부른단다.

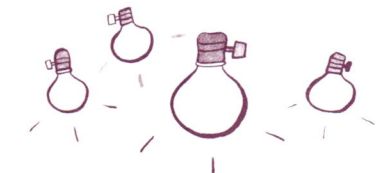

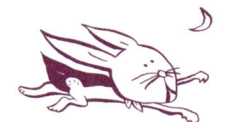 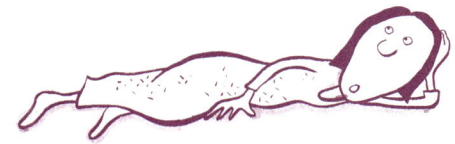

월경은 옮는다?

1971년에 맥클린톡이란 사람은 같은 공간에서 살고 있는 여자들이 동시에 월경을 하는 경향을 과학적으로 연구해서 그것을 '월경의 동시성' 이라고 발표했단다. 그 원인을 같은 종족간에 의사 소통을 일으키는 화학 물질인 페로몬 때문이라고 밝혔는데, 페로몬을 강하게 발산하는 여성이 다른 여성의 월경 주기에 영향을 주어 동시에 월경을 하게 된다는 거야. 실제로 친한 친구끼리 늘 함께 있다 보면 비슷한 시기에 월경을 하게 되는 경우가 종종 있지.

달과 여자의 일생

> 차오르다가 다시 이지러지는 달의 변화는 소녀에서 할머니가 되기까지 일생을 따라 변화하는 여성의 인생 주기와도 닮았단다.

반달 처녀

달빛이 반쪽까지 차오르는 이 시기는 섬세하고 우아하게 성숙해지는 젊은 처녀를 상징한단다. 예술적, 지적 능력 등이 무르익어 창조적 개발이 이루어지는 시기야. 다양한 사회 활동을 통해 자신의 창조적 에너지를 발휘하게 된단다.

초승달 소녀

새로이 떠오르는 초승달은 신선하고 새로운 시작을 상징하는 소녀기에 해당하지. 빛이 가득 찬 보름달을 향해 인생을 준비하는 이 시기에 소녀들은 초경을 통해 새로운 생명을 창조할 수 있는 잠재성을 확인받고, 여러 가지 배움을 통해 인생에 필요한 창조적 에너지를 쌓아 가게 된단다.

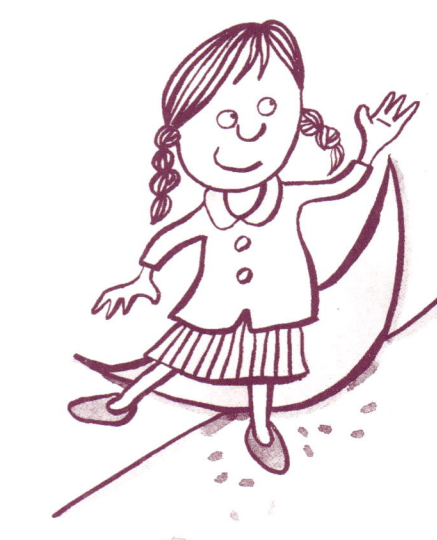

온달 부인

빛이 가득 찬 보름달은 온화하면서도 단호하고 자신감 넘치는 중년의 여성을 닮았단다. 여성으로서 창조적 능력이 열매를 맺고 풍부한 삶을 살아가는 시기야. 아이를 낳고 키우기도 하고, 사회 활동에서도 한몫을 해내는 시기라고 할 수 있지.

그믐달 할머니

점점 어두워지는 그믐달은 현명한 여성의 지혜를 간직한 노년의 여성을 상징한단다. 이 시기에 여성들은 마음속의 목소리에 귀를 기울이고 영적인 능력이 커진다고 해. 나무의 열매가 땅에 떨어져 새로운 씨앗으로 만들어지듯이 이 시기에 늙어서 죽음에 이르는 것은 새로운 생명을 향해 전환을 준비하는 것이란다.

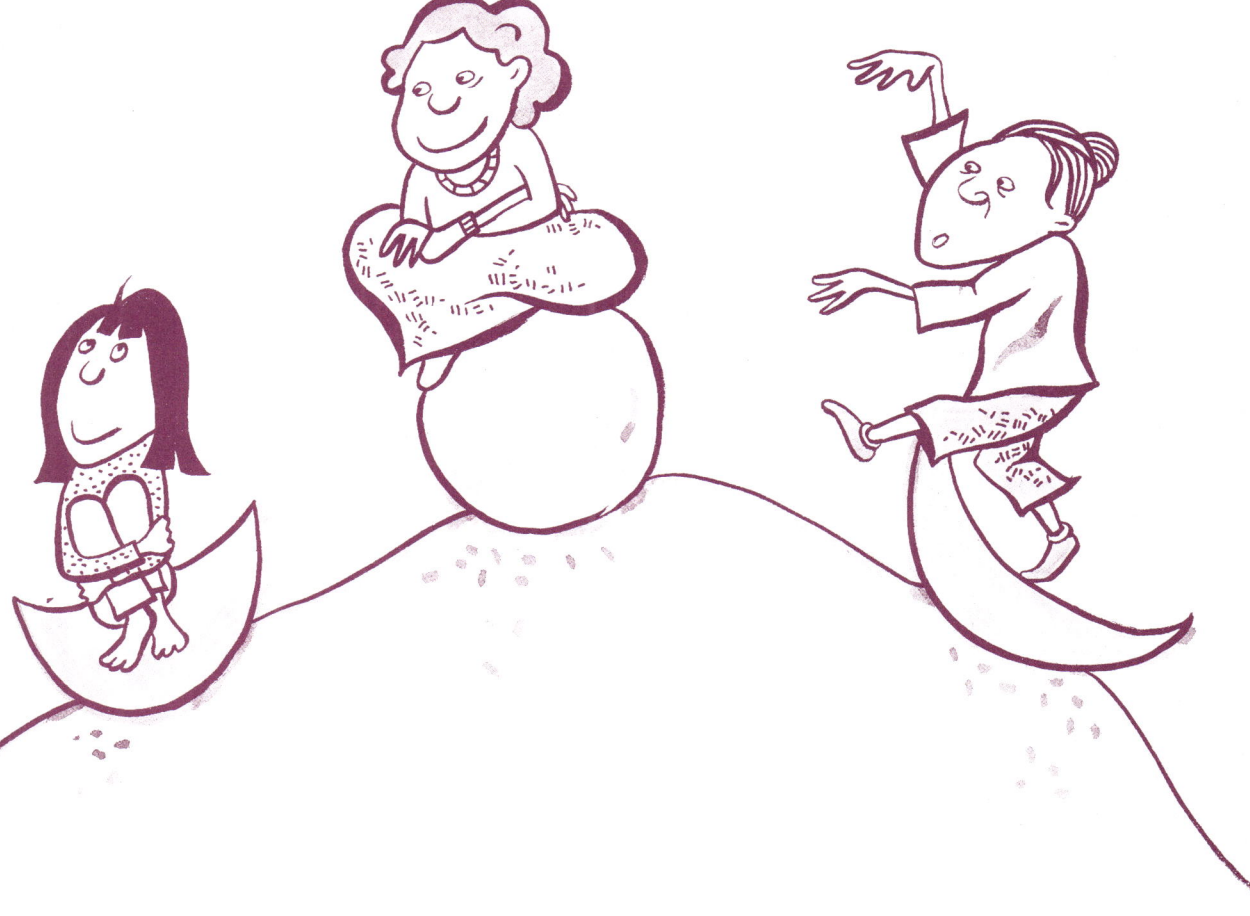

10. 초경공주와 일곱궁녀

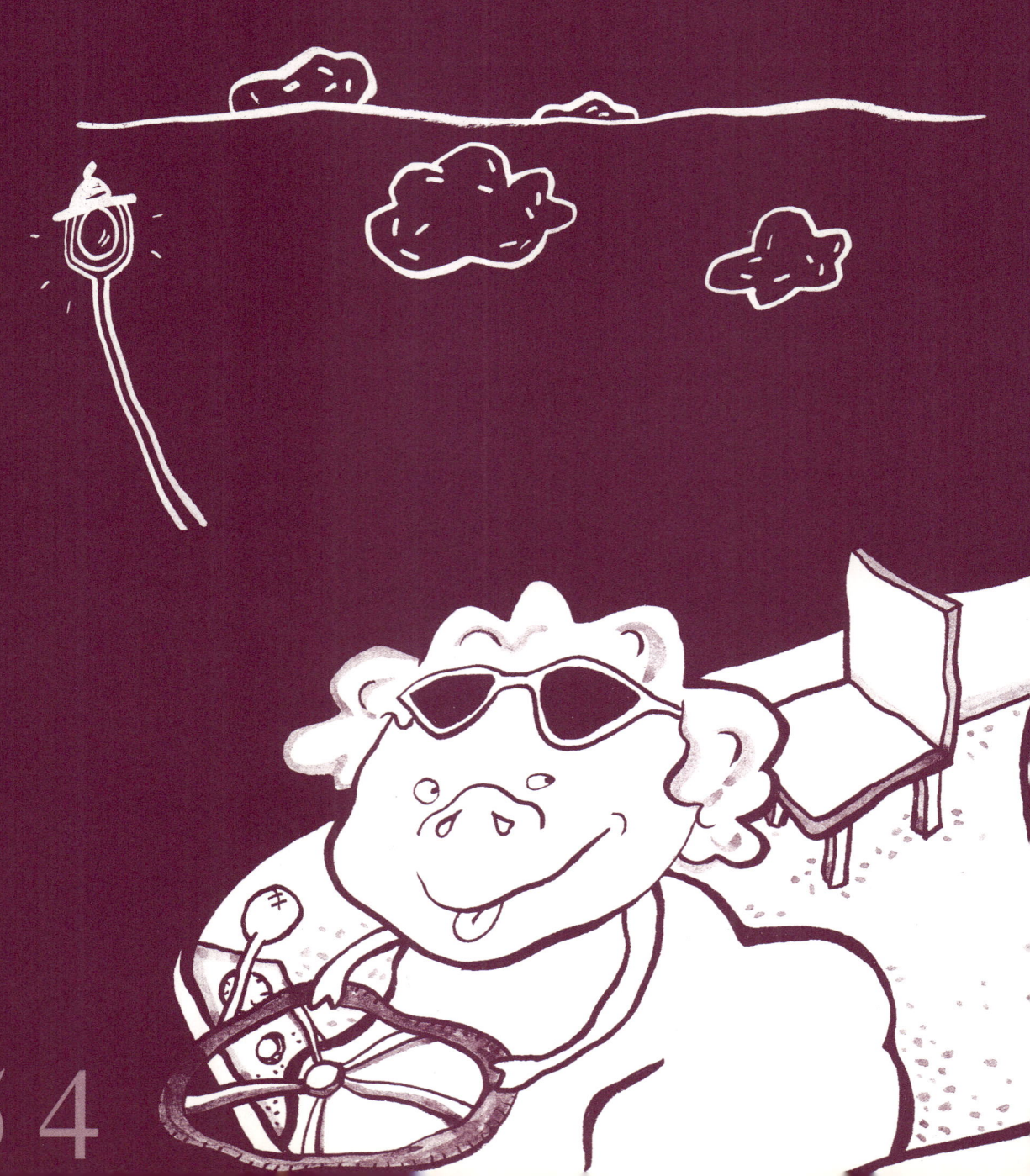

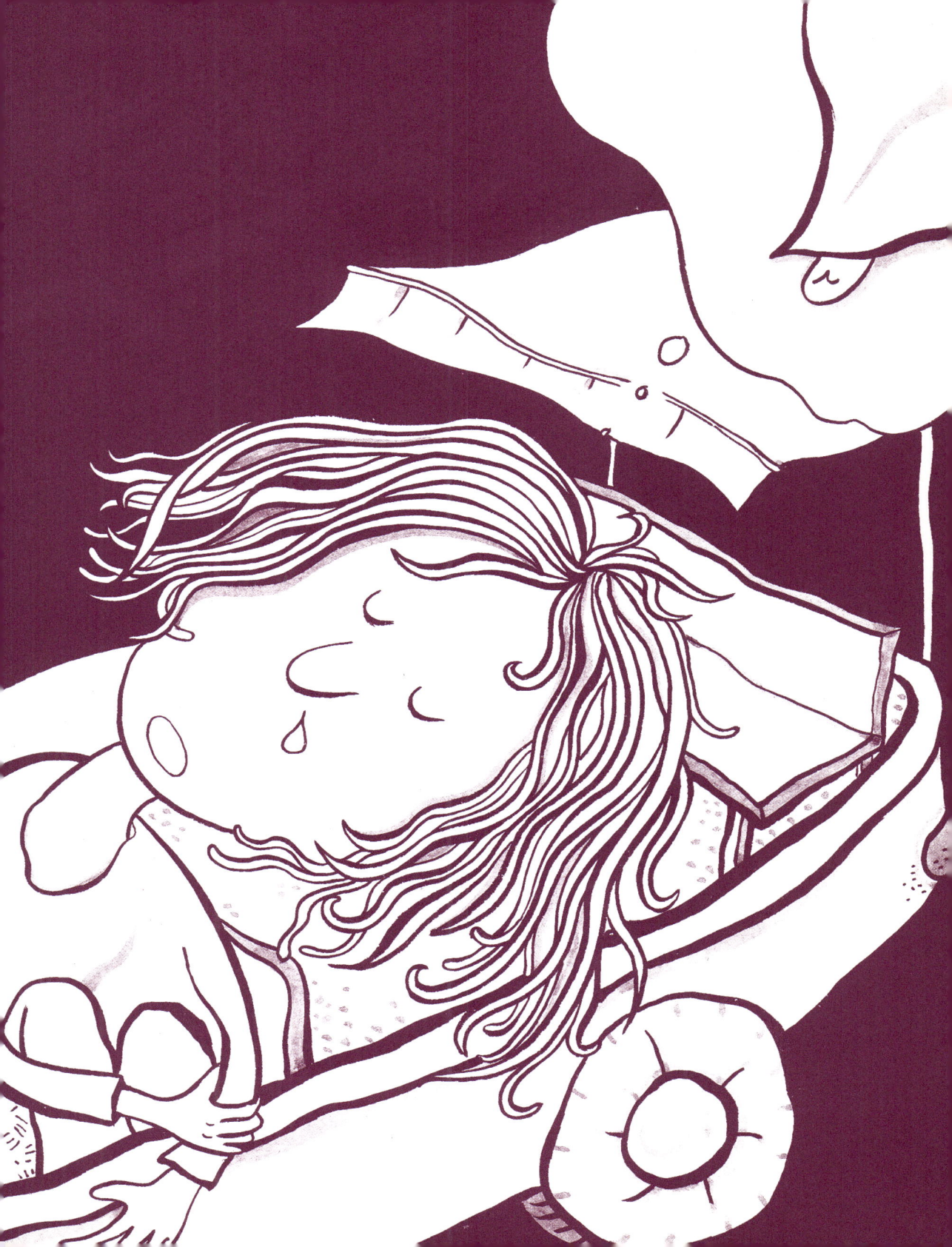

빨강 치마 공주의 달거리

옛날 옛날 '초경'이란 이름을 가진 공주가 살고 있었다.
초경 공주는 빨간 치마를 즐겨 입어서
'빨강 치마 공주'라고도 불렸다.
초경 공주에게는 한시도 곁을 떠나지 않는
충성스러운 일곱 궁녀가 있었으니,
패드, 탐폰, 개짐, 대안 패드,
천연 솜 탐폰, 컵, 스펀지가 그들이었다.
초경 공주는 며칠 후 달거리 나들이를 앞두고 있었다.
일곱 궁녀는 누가 공주를 모실 것인가를 두고
열띤 토론을 벌였다.

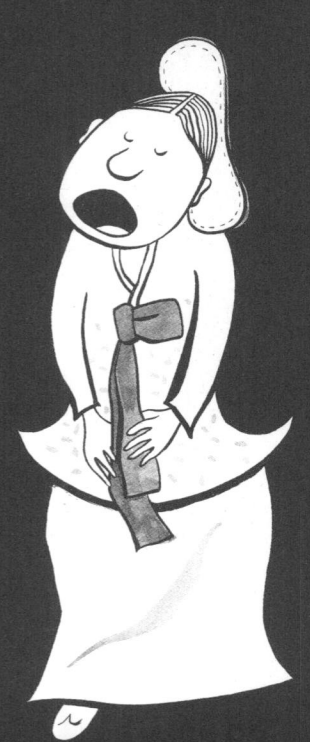

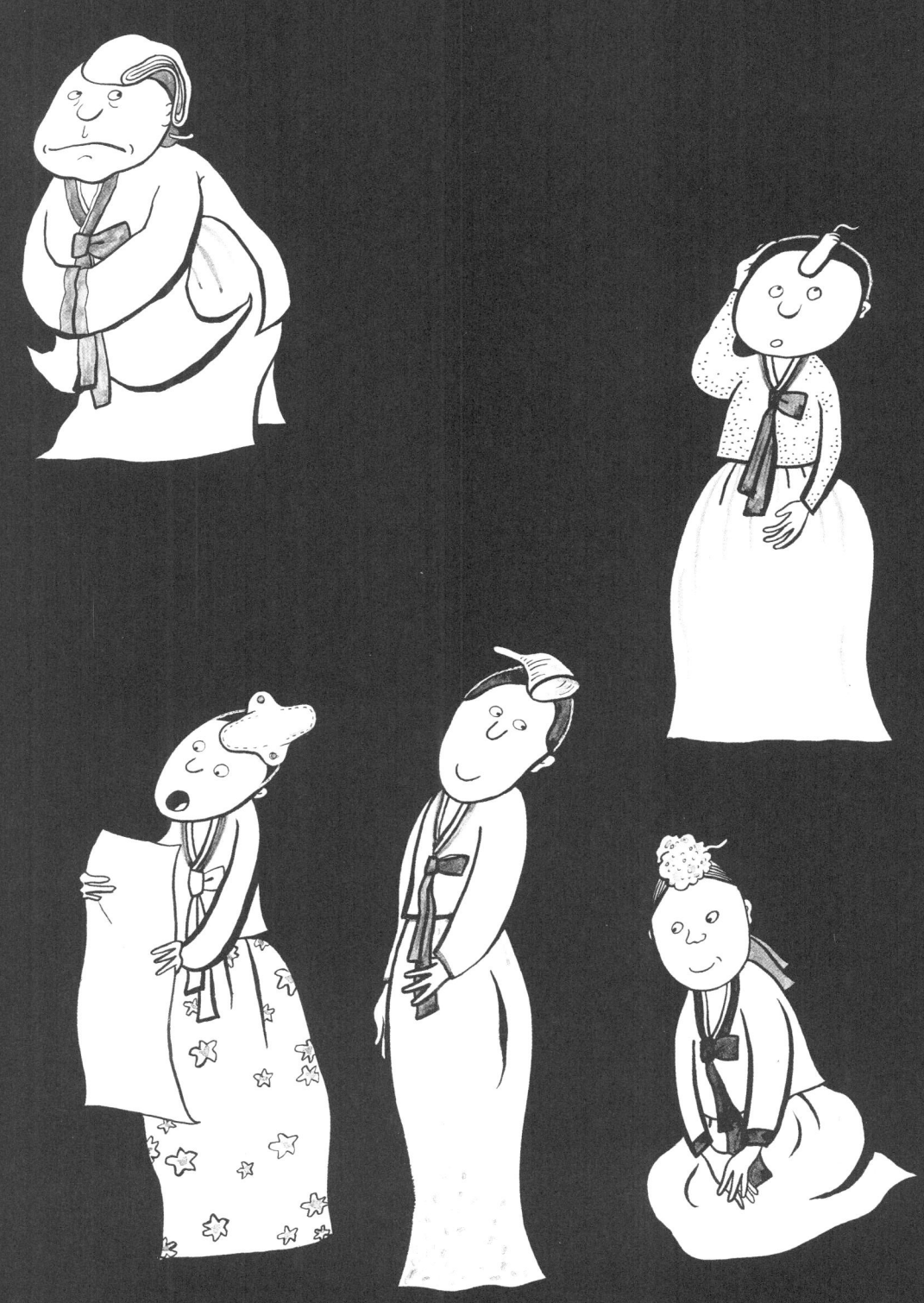

패기만만 패드 상궁

노련해 보이는 패드 상궁이
제일 먼저 나서서 위엄 있게 말했다.
"공주님이 달거리 행차를 간편하게
하시려면 반드시 제가 모셔야 할 것으로
아옵니다. 구닥다리 기저귀를 차고서야
어디 마음대로 움직이실 수가
있겠사옵니까? 천부당만부당하옵니다.
뭐니뭐니 해도 수많은 공주님을
모셔 온 제가 가장 합당한 줄 아뢰오!"

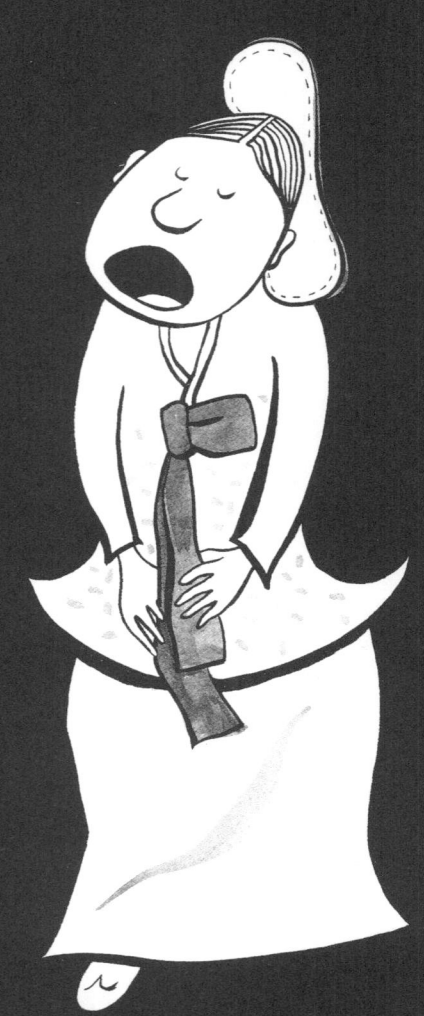

일회용패드

> 패드는 팬티 안쪽에 대서 몸 밖으로 흘러나오는 월경혈을 옷에 닿기 전에 흡수해 주는 월경대. 접착띠를 벗겨서 잡착제가 있는 부분을 팬티에 붙이면 돼. 월경혈을 막는다고 반대로 몸 쪽으로 붙이면 안 되겠지?

어떤 패드를 사용할까?

초보자라면 어떤 패드가 맞을지 몇 번의 실험을 거쳐야겠지. 일단 작은 슬림 사이즈로 시작해 봐. 생각보다 양이 많다면 조금 두꺼운 맥시 패드나 얇지만 역시 많은 양을 흡수할 수 있는 울트라 슬림을 써 보고. 날개형 패드는 접착제로 팬티 옆을 고정시켜 주니까 움직임이 적어서 좋아. 밤에 잘 때는 길고 두꺼운 오버나이트가 편해.

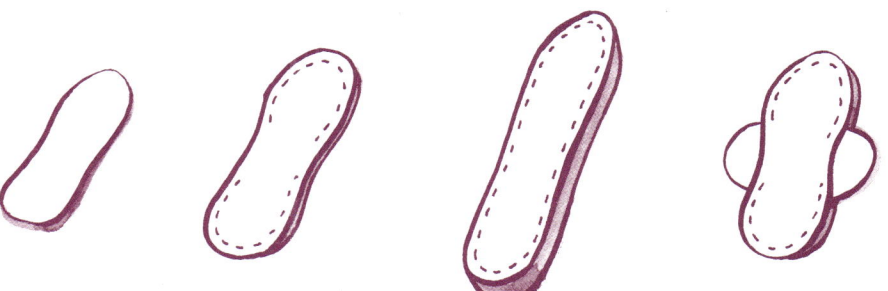

패드의 교체

화장실 갈 때마다 패드를 갈 필요는 없어. 팬티를 살짝 내려서 눈으로 보면 패드를 언제 바꿔야 할지 금방 알 수 있을 거야. 패드가 많이 젖어 있으면 당연히 바꿔 줘야겠지. 보통 양이 많은 첫날과 둘째 날은 2-3시간, 양이 줄어들면 3-4시간 간격이면 충분해. 한번 사용한 패드는 휴지에 싸서 휴지통에 버리는 거야. 절대 변기에 버리면 안 돼. 변기가 막혀 버리니까.

호시탐탐 탐폰 상궁

패드 상궁의 자랑을 듣고는
탐폰 상궁이 입을 삐죽이며 이렇게 대꾸했다.
"아니, 무슨 말씀을 그리하시오? 우리 공주님이
패드 상궁과 함께 수영을 할 수 있겠소?
쫄바지를 입으실 수 있겠소?
신나는 나들이를 하려면 이 탐폰 상궁과
함께 하는 것이 마땅하옵니다.
서양 공주님들은 대개가 나들이 때
탐폰 상궁을 대동한다 들었사옵니다!"

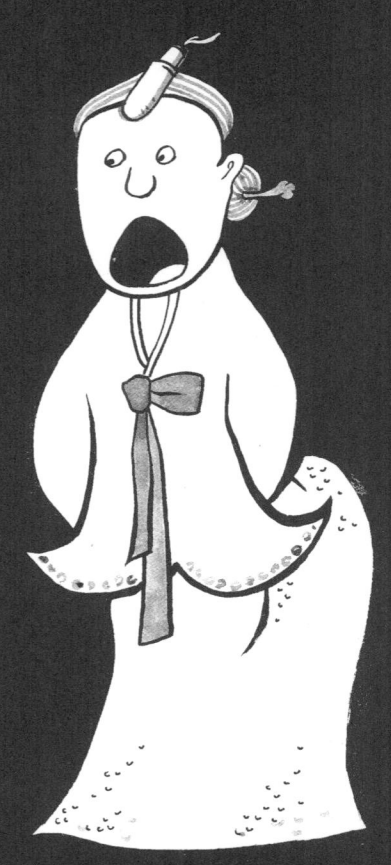

일회용탐폰

> 질 속에 삽입해서 월경혈이 흘러나오기 전에 몸 속에서 흡수해 주는 월경대. 앞이 둥근 립스틱 모양으로 새끼손가락 크기의 흡수체가 있고, 플라스틱으로 된 삽입관은 흡수체를 밀어 넣는 주사기 역할을 하는 거야. 뒤쪽에는 끈이 달려 있어서 탐폰을 뺄 때 잡아당기면 돼.

탐폰의 종류

굵기에 따라 일반형과 주니어용, 흡수율에 따라 레귤러와 수퍼 사이즈, 삽입관이 있는 것과 삽입관 없이 손가락으로 직접 삽입하는 탐폰으로 구분돼. 소녀들은 질 입구가 좁으니까 주니어용 레귤러 사이즈로 시작하는 것이 좋아. 우리 나라에서 판매되는 탐폰은 삽입관이 달려 있단다.

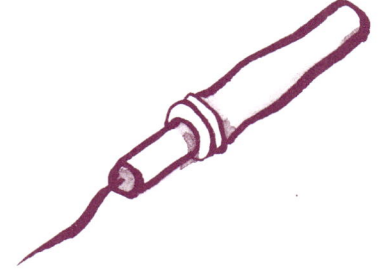

탐폰의 교체

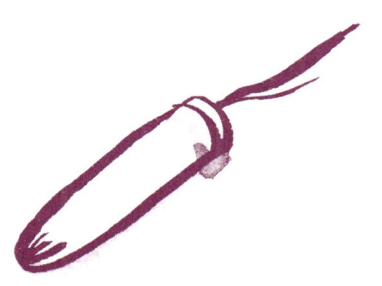

마지막으로 탐폰을 넣은 시간을 잘 기억해 두었다가 3-4시간마다 갈아주면 돼. 탐폰은 몸 속에 들어가 있기 때문에 잊어버리기가 쉽거든. 대체로 끈이 월경혈로 젖어 있으면 흡수체가 다 젖었다는 뜻이니까 탐폰을 바꾸라는 신호로 보면 돼. 질 속이 뻑뻑하게 느껴지면 월경량이 적은 거니까 흡수율이 작은 것으로 바꾸면 되고. 사용한 탐폰은 휴지에 싸서 반드시 휴지통에 버려야 해.

고색창연 개짐 상궁

"아니 되옵니다!"
하는 소리와 함께 할멈 상궁 하나가
헐레벌떡 회의장에 달려 들어왔다.
개짐 상궁이었다.
"저 젊은것들이 보기에는 깨끗하고
반지르르해 보여도 그게 다 나쁜 화학 물질
화장품을 처발라서 그리 보이는 것이옵니다.
이 할멈이 공주님을 모시게 해주시어
부디 옥체를 보존하시옵소서, 마마!"

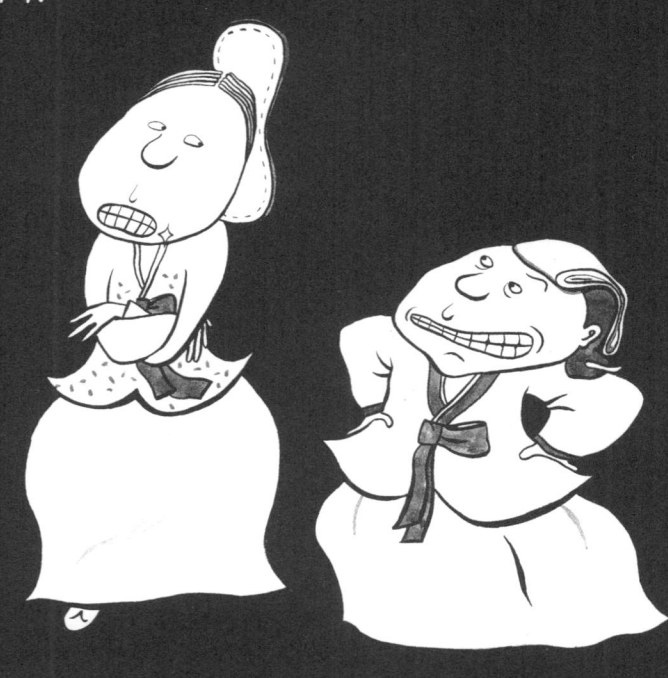

천으로 만든 월경대

개짐 또는 서답

개짐은 '여자가 몸할 때 샅에 차는 헝겊'을 가리키는 옛날 말이야. 서답이라고도 했는데 그건 빨래라는 의미이기도 해. 20세기가 되기 전에는 전세계 여성들 거의 대부분이 직접 천으로 월경대를 만들어 썼단다. 그리고 달마다 서답 빨래를 해야 했지. 요즘에는 환경을 위해 기저귀 천으로 월경대를 만들어 쓰는 사람들도 늘어나고 있단다.

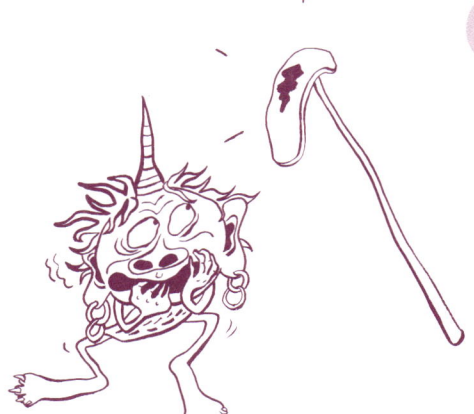

도깨비는 개짐을 무서워해

진도에는 도깨비 굿이라는 오랜 풍습이 있어. 기우제를 지내도 비가 오지 않거나 마을에 병이 돌면 마을 여자들이 모두 모여 굿을 하는 거야. 장대에 월경 서답을 높이 걸고 양푼을 두드리며 집집마다 돌아다니면서 도깨비를 쫓아내는 거지. 지금도 진도에서는 음력 2월 초하룻날 여자들만 모여서 도깨비 굿판을 벌인대.

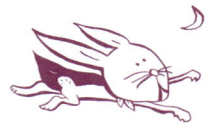

평생 몇 개나, 얼마나 쓸까?

일생 동안 월경 횟수 | (13세-약 50세까지) 38년 × 12개월 = 약 (   )회 Ⓐ
우리 나라 여성들이 월경 주기 한 회당 사용하는 일회용 패드는 평균 22개
평생 사용하는 월경대 | (   )회 Ⓐ × 22개 = (   )개 Ⓑ
일회용 패드 한 개당 가격 | (   )원 ÷ (   )개 = (   )원 Ⓒ
평생 월경대 구입에 드는 비용 | Ⓑ × Ⓒ = 약 (   )원!!!

팽팽대결 탐폰 대 개짐

탐폰 상궁의 하얀 얼굴이
불그락푸르락해지더니 개짐 상궁의 말이
끝나자마자 이렇게 받아쳤다.
"아니, 그럼 공주님이 나들이 나가서
신나게 놀지도 못하고 두툼한 기저귀를 차고
어기적어기적 걸어 다녀야 한단 말이오?"

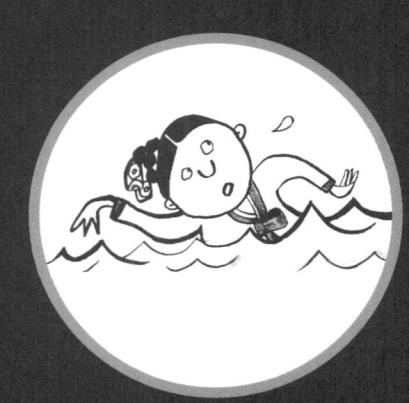

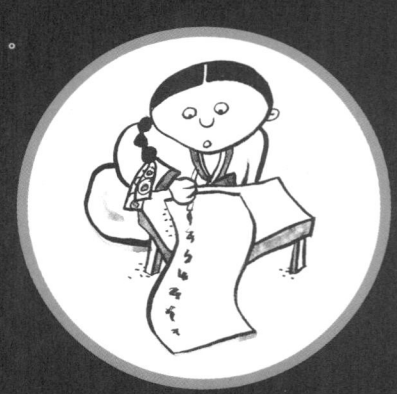

그러자 할멈 상궁도 목소리를 높였다.
"나들이 때는 꼭 수영을 하고 자전거를
타야 한다는 법이라도 있답니까?
일기를 쓰든 활쏘기 학원 빼먹은 걸 반성하든
한 달에 한 번은 조용한 시간을 보내는 것도
좋지 않소?"
개짐 상궁과 패드 상궁의 눈빛이 부딪쳐
불꽃을 일으키는 동안 회의장에는
잠시 침묵이 흘렀다.

패드냐 탐폰이냐

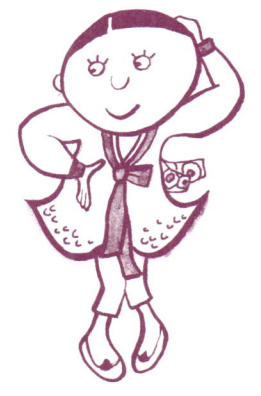

패드의 장점

패드의 가장 큰 장점은 사용하기가 간편하다는 것. 아무리 초보자라도 패드를 팬티에 붙이는 일이 어렵다고 느끼는 사람은 없을 테니까.
특히 양이 아주 적은 날이나 집에서 휴식을 취할 때, 월경통이 있을 때는 탐폰보다 패드가 안전하고 편하지.

패드의 단점

패드를 하고 물 속에 들어갈 수는 없으니 수영장이나 목욕탕에 가기는 힘들겠지. 패드를 적절한 때에 교체해 주지 않으면 패드에 묻은 월경혈이 공기와 접촉하면서 특유의 냄새가 날 수도 있단다. 그렇다고 남들이 눈치 챌 정도로 고약한 것은 아니니까 예민해질 필요는 없어.

탐폰의 장점

탐폰은 제대로 들어가면 몸속에서 전혀 느껴지지가 않기 때문에 어떤 활동에도 지장을 받지 않아. 질 속으로 들어가 있으니까 표시가 안 나는 것은 물론이고 수영도 문제 없지. 크기가 작기 때문에 들고 다니기도 아주 편해. 지갑에도 쏙!

탐폰의 단점

탐폰은 우리 몸에 좋은 질 분비물까지 흡수해서 질이 건조해지기 쉬워. 너무 오래 착용하면 곰팡이나 박테리아가 살기 좋은 환경으로 변하기 때문에 아무리 양이 적어도 절대 8시간 이상 착용해서는 안 돼.

또랑또랑 대안 패드

잠시 팽팽한 침묵이 흐르는 사이에
대안 패드 무수리가 재빨리 나섰다.
"환경과 건강을 챙기면서도 편리함도 놓치지
않는 방도가 있사와요. 바로 저희들
대안 월경대 자매가 있으니까요. 저희
대안 월경대 무수리 일동이 공동 선언문을
작성했사와요. 자, 그럼 낭독해 보겠사와요."

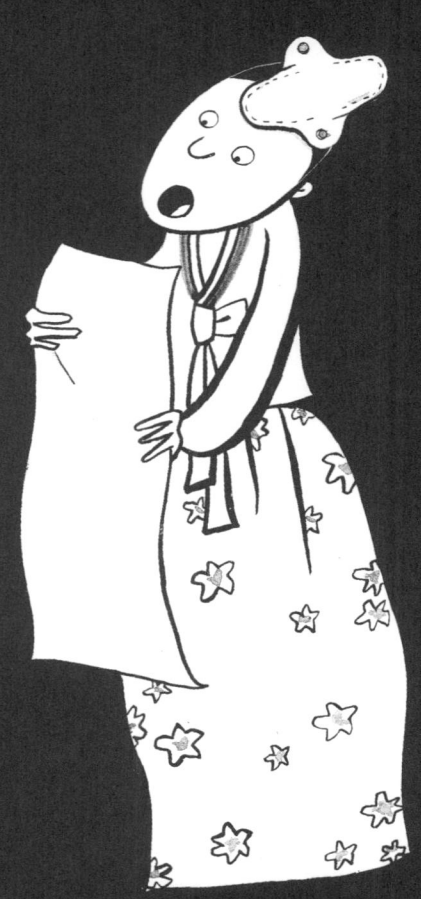

> 우리는 여성건강과 환경 보전의 역사적 사명을 띠고,
> 이땅에 태어났다. 할머니들의 빛난 지혜를
> 오늘에 되살리고 밖으로 지구의 환경보전에
> 이바지할 때다. 이에 우리의 나아갈 바를 밝혀
> 닥터러 행의 지표로 삼는다. 몸에 좋은 소재와 값싼 가격으로
> 건강과 환경을 지키고 보호하며 타고난 저마다의
> 장점을 개발하여...

무수리들의 공동 선언문은 딴청만 피우는
상궁들의 머리 위 허공을 헤매고 있었다.

대안 월경대!

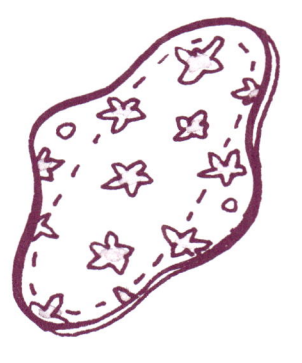

> '대안'이란 '어떤 것에 대신하는 것, 달리 선택할 수 있는 방법'이라는 뜻이야. 그러니까 많이 사용하는 일회용 패드와 탐폰을 대신하는 새로운 월경대를 대안 월경대라고 부를 수 있는 거지. 대안 월경대는 아직 많이 알려져 있지 않아서 구경하기 힘들지만, 달리 선택할 수 있는 방법이 무엇이 있는지 한번 알아보기나 할까?

순면 패드

100% 면으로 만든 패드. 표백제를 전혀 사용하지 않은 천 속에 흡수지가 들어 있어. 흡수지는 물에 녹고 천은 세탁해서 여러 번 사용할 수 있게 되어 있지. 날개에 똑딱 단추가 달려 있어 개짐보다 훨씬 사용하기 편하지. 직접 만들어 쓸 수도 있어. 매번 빨아야 하는 번거로움이 있지만 환경 오염을 줄이고 몸에도 좋을 뿐 아니라 경제적이잖아.

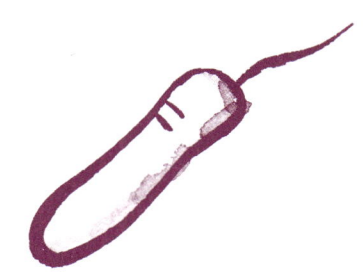

천연 솜 탐폰

기존의 일회용 탐폰과 사용법은 비슷해. 하지만 화학 섬유를 전혀 쓰지 않고 100% 탈지면으로 만들기 때문에 품질은 다르지. 인체에 해로운 제초제나 살충제를 전혀 쓰지 않고 재배한 솜만을 사용하고. 물론 염소 표백제도 쓰지 않아. 대신 산소 살균 처리 방식을 이용하지.

지구를 지키는
무수리 네 자매

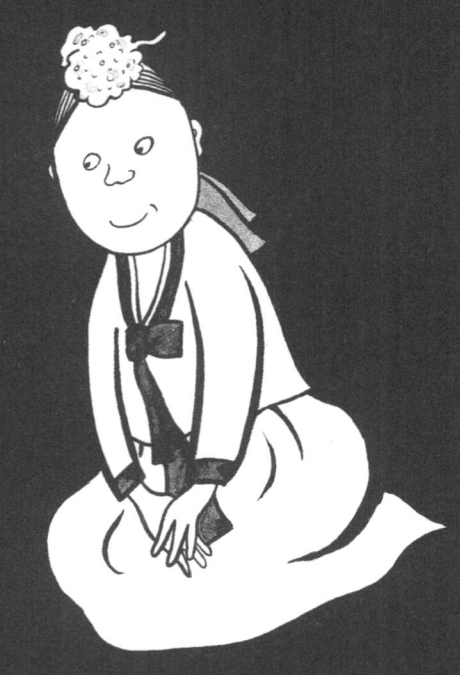

곧 눈치 빠른 스펀지 무수리가 나서서
비장한 목소리로 연설을 시작했다.
"우리 나라에서 연간 생산되는 일회용 패드는
23억 개에 달합니다. 이것을 소각하면
다이옥신이 발생하는 건 물론, 묻는다 하더라도
몇 백 년 동안 썩지 않습니다.
외국에서는 염소 표백을 하지 않은 패드도
제작되고 있고 또 탐폰에 포함된 다이옥신이
여성 건강에 미치는 영향을 연구하라는
여자들의 운동이 한창입니다.
다시 한번 말씀드리지만 다이옥신은 ……"
그때쯤 여기저기서 동시에 큰소리가 터져 나왔다.
패드 상궁은 삿대질을 하며 "야! 외국물 좀
먹었다고 잘난 척하는 거냐 뭐냐!" 하고 외쳤고,
탐폰 상궁은 이름이 적힌 묵직한 명패를 들어 책상을
탁탁 치며 소리 질렀다. 어디선가 "마이크 꺼!
마이크 꺼!" 하는 소리도 들렸다.

대안 월경대 2

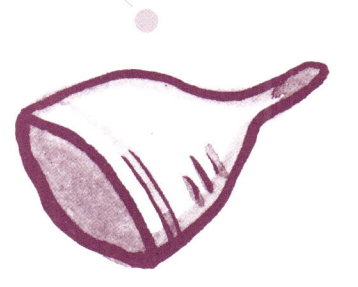

천연 고무 컵

탐폰처럼 질 속에 집어넣는 것이기는 한데 솜처럼 월경혈을 흡수하는 것이 아니라 종 모양으로 생긴 고무 컵에 받아내는 거야. 6-12시간마다 컵에 담긴 월경혈을 쏟아 버리고 씻어서 다시 사용하면 돼. 재질이 부드러워 착용감이 편하고, 질 내에 필수적인 수분을 빼앗지도 않고 표백제나 흡수성 젤, 접착제도 일체 사용하지 않아.
월경 컵 한 개는 10년 정도 쓸 수 있어.

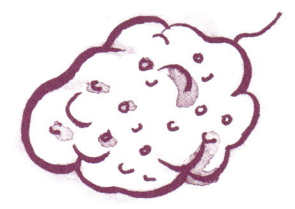

스펀지

깊은 바다에서 자라는 해면으로 만들기 때문에 화학 물질이나 독성이 없어. 착용감이 부드럽고 끈이 달려 있어 사용하기도 편해. 흡수가 다 되면 물에 씻은 뒤 꼭 짜서 다시 사용하면 돼. 냄새가 나면 식초로 살짝 헹궈 주고, 물에 삶아 소독하면 돼. 수명은 6개월 정도.

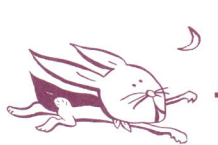

대안 월경대를 만들어 보자

'또문 소녀' 웹 사이트에 가면 대안 월경대 패턴이 있어요. 그 모양대로 천을 잘라 바느질해서 만들고 날개 부분에 똑딱 단추를 달아 봐요. 패드 속에 기저귀 천을 접어 넣으면 편리한 대안 패드 완성!

www.tomoon.com/girls

그때까지 잠자코 있던 빨강 치마 공주가 손을 휘휘 내저으며 큰소리로 외쳤다.

"그만들 두시오. 내가 직접 알아보고 궁녀들과 각각 시험 나들이를 한 연후에 결정하겠소. 내 몸과 관련된 일이니 어찌 가벼이 결정할 수 있겠소? 잘 알았으니 모두 물러가시오!"

"마마! 수많은 공주들이 사용하는 일회용 패드를 선택해 주시옵소서!"

"아니 되옵니다!!"

"마마! 흑흑! 통촉하여 주시옵소서!"

"통촉하여 주시옵소서!"

　　"통촉하여 주시옵소서"

　　　　"통촉하여……"

돌림노래처럼, 응원단의 파도 타기처럼 간절한 궁녀들의 목소리가 크게크게 울려 퍼졌다.

　　　　"통촉하여……"

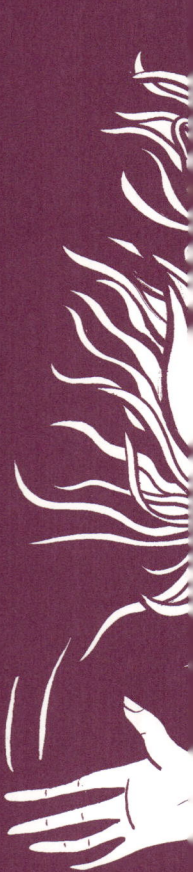

"일어나셔!"

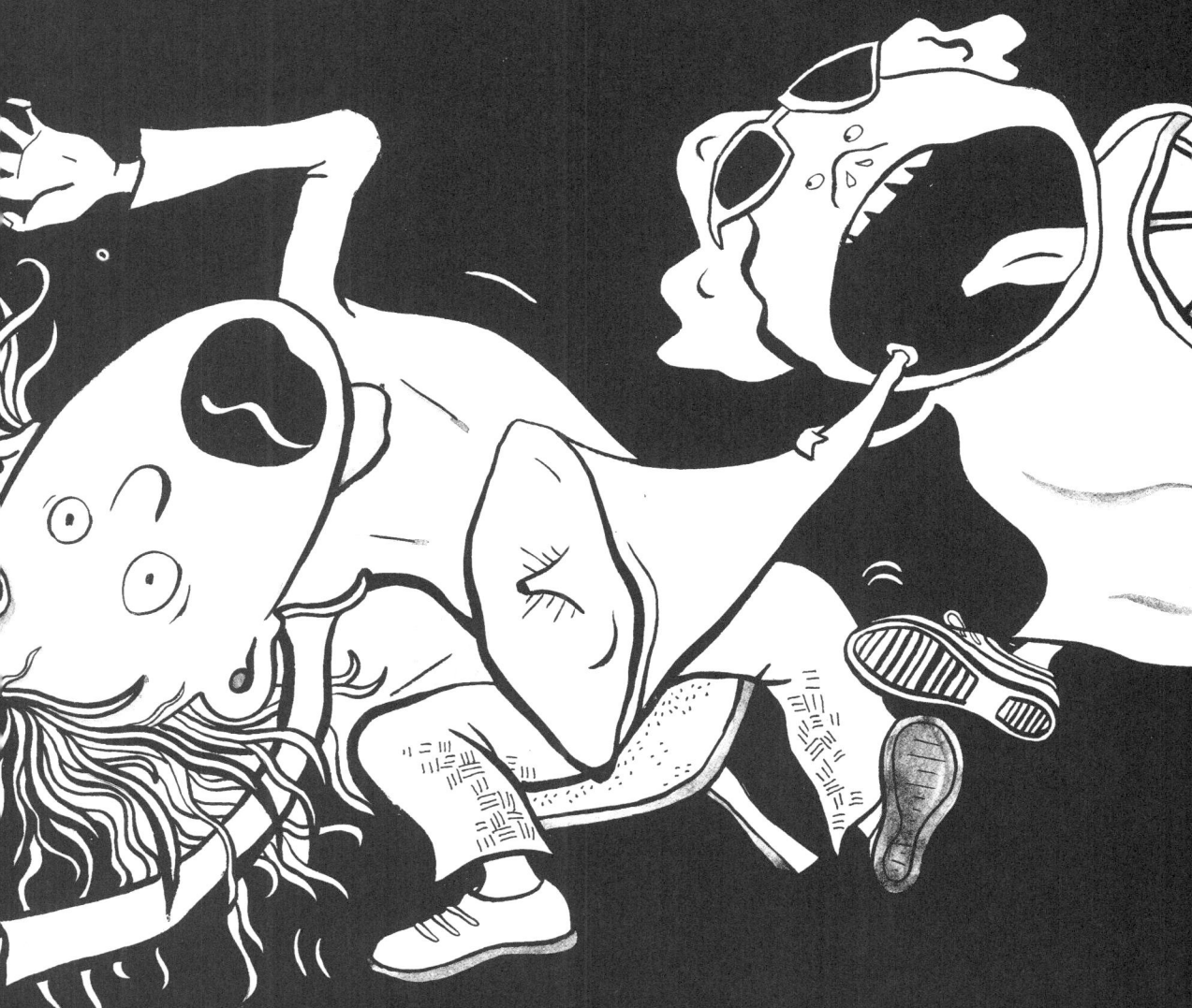

11. 월경 박물관

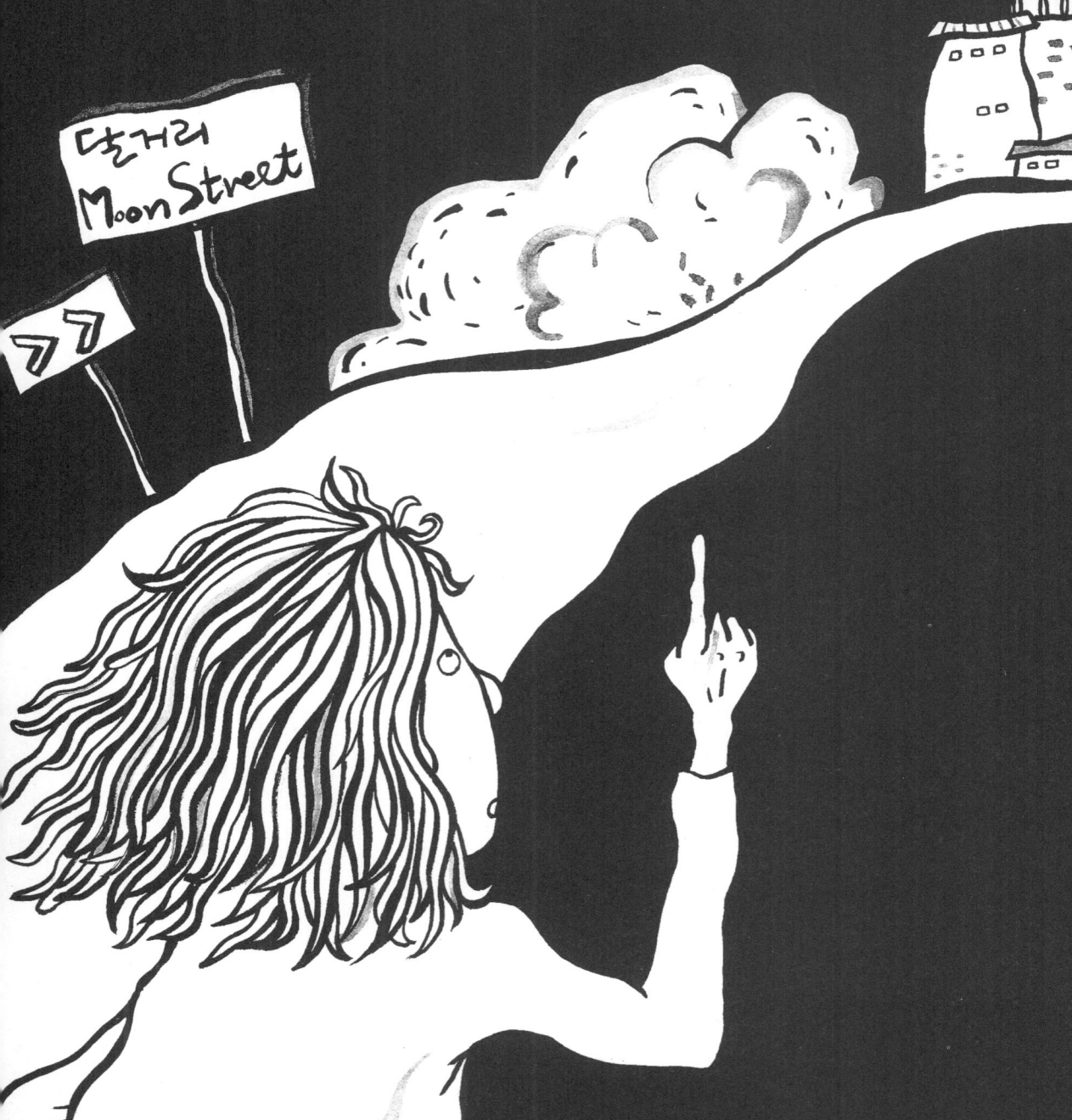

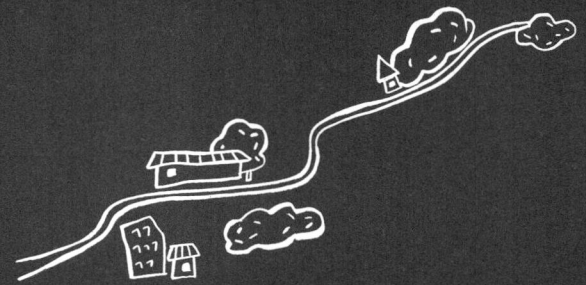
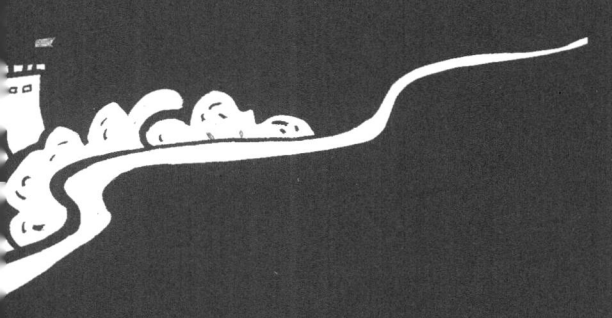

"달 거리에 다 왔어. 얼른 일어나셔!"
소녀는 잠이 덜 깬 채 버스에서 내렸다. 네모난 빌딩들 사이에서
신전처럼 보이는 건물이 단박 눈에 들어왔다.
'저기가 달 여신의 신전인가?'
안으로 들어가니 입구가 한두 개가 아니었다.
"선물 나눠 주는 데가 어디에요 에요 에요 에요?"
소녀가 큰소리로 외쳐 보았지만 메아리 외에는 아무도 대답하지 않았다.
'할 수 없지. 아무데나 들어가 보자.'
가장 왼쪽에 있는 방에 들어가니 커다란 표가 눈에 들어왔다.

제1전시실
월경의 파워

신 성 시 대
성스럽고 초자연적인 힘

- 여신을 숭배하던 시기의 고대인들은 월경혈이 대지의 생명을 주는 것이라고 믿고 죽은 자의 몸에 붉은 황토를 발라 다시 새로운 몸으로 태어나기를 기원했다.
- 월경혈은 여신 헤라가 장수와 불멸을 보장하기 위해 신들에게 준 '초자연적인 적포도주'라 불렸다.
- 씨를 뿌린 후에는 씨앗을 보호하기 위해 월경 중인 여성들이 밭을 걸어다니며 피와 씨를 섞이게 했다.
- 고대 바빌로니아 사람들은 여신 이슈타르가 보름달이 뜨면 월경을 한다고 믿어, 이 시기에 일을 하거나 음식을 만들거나 여행하는 것을 금하고 집에서 쉬었다. 오늘날 유대교와 기독교 안식일의 유래.

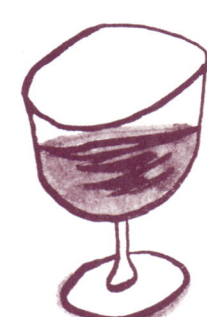

마법시대
마법의 힘

- 월경혈을 몇 방울 포도주에 타서 마시면 마음에 드는 남자를 사로잡을 수 있다고 믿고, 월경혈로 사랑의 편지를 쓰기도 했다.
- 초경혈은 전능한 치유의 힘을 가지고 있다고 간주되어, 문둥병과 같은 불치의 병도 고칠 수 있다고 전해진다.
- 초경혈을 천에 묻혀 오른팔 맨살에 대고 있으면 천하 무적의 장수가 될 수 있다고 믿었다.

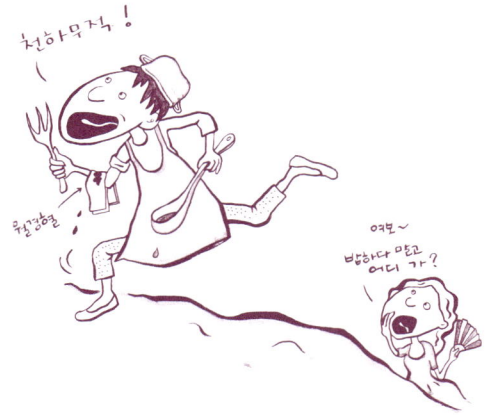

기원전 65년, 로마 시대 학자 플리니우스 왈...

"월경 중인 여자가 만지면 포도주 맛이 상하고, 씨가 마르고, 꽃과 풀이 시들고, 과일이 나무에서 떨어지고, 임신한 소가 유산을 하며, 꿀벌이 꿀통을 차 버리고, 거울이 희미하게 보이고, 날카로운 강철 끝이 무뎌지고 녹이 슬며, 끔찍한 냄새가 진동을 한다. 월경혈을 맛 본 개는 미쳐 버리고 물면 독이 퍼져 치유 불가능하다."

암 흑 시 대
죽음의 힘

- **탈무드**에는 만약 월경 초에 여자가 두 남자 사이를 지나간다면 둘 중 한 사람은 죽을 것이고, 월경이 끝날 무렵에 지나간다면 두 사람이 싸우게 된다고 씌어 있다.

- **뉴기니아** 마엥가족 남자는 월경 중인 여자와 접촉하면 중병에 걸리고 월경혈이 남자의 혈액 속에 들어가면 즉사한다고 믿었다.

- **인도네시아** 발리섬에서는 월경 중인 여자는 부정하다 하여 사원 출입을 금한다. 특별히 훈련시킨 개를 시켜 월경 중인 여자를 가려 쫓아낸다.

- **터키** 이슬람 여성들은 월경 중에는 코란을 만져서는 안 되며 라마단 단식에 참여할 수도 없다. 성지 순례도 할 수 없기 때문에 대부분 폐경 후에 메카 성지 순례를 한다.

- **포르투갈** 월경 중인 여자는 돼지를 잡거나 고기를 절여 겨울 저장 식품을 만드는 일에 참여하지 못했다. 단지 바라보는 것만으로도 고기를 상하게 만들 정도로 마력이 있다고 믿었다.

- **한국** 월경 중인 여자가 인삼밭에 들어가면 인삼 꽃이 떨어지고, 장이나 술을 담글 때 월경 중인 여성이 있으면 그 맛이 변한다고 하여 접근을 막았다.

부활의 시대
여성의 자긍심

- 20세기 후반 여성의 몸과 월경을 힘과 지혜의 근원으로 긍정적으로 보는 새로운 움직임이 일어나기 시작했다.
- 1999년부터 한국에서는 월경 페스티벌을 통하여 〈월경에 대해 자유롭게 말하기〉, 〈월경을 긍정하고 축복하기〉, 〈즐겁게 월경하기〉를 시도했다.

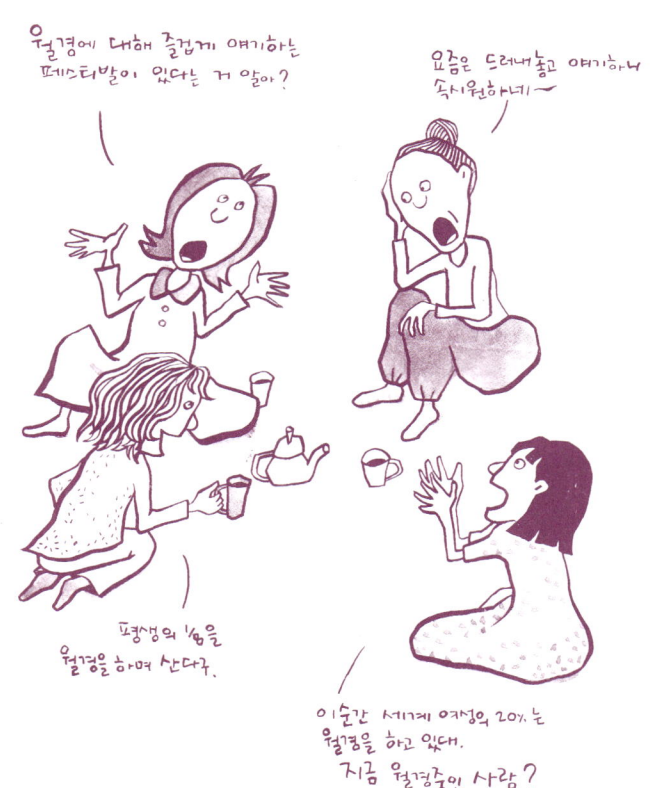

제2전시실
20세기
유물특별전

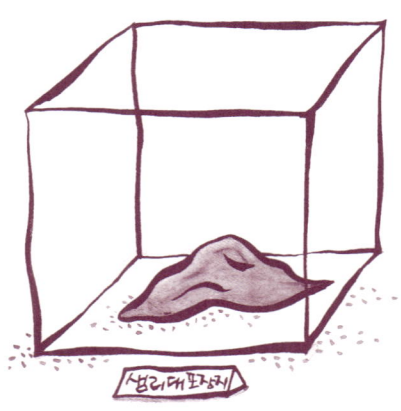

원시형 월경대 포장용 검은 비닐 봉지 (20세기)

월경의 암흑 시대 말과 월경 부흥의 여명기 즈음에 사용된 월경 액세서리로 추정된다. 일회용 패드를 판매하거나 운반할 때 이것으로 감싸서 내용물이 보이지 않게 했다. 월경혈이 어머니 대지의 생명과 관련된 것이므로 월경혈을 받아내는 월경대도 신성시되었기 때문이라는 것이 역사학계의 정설이다. 수백 년 간 썩지 않는 재료로 만들어져 있어서 발굴 당시 원형 그대로 보존되어 있었다.

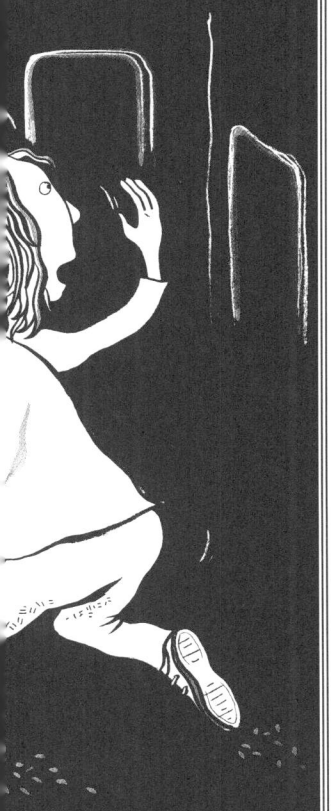
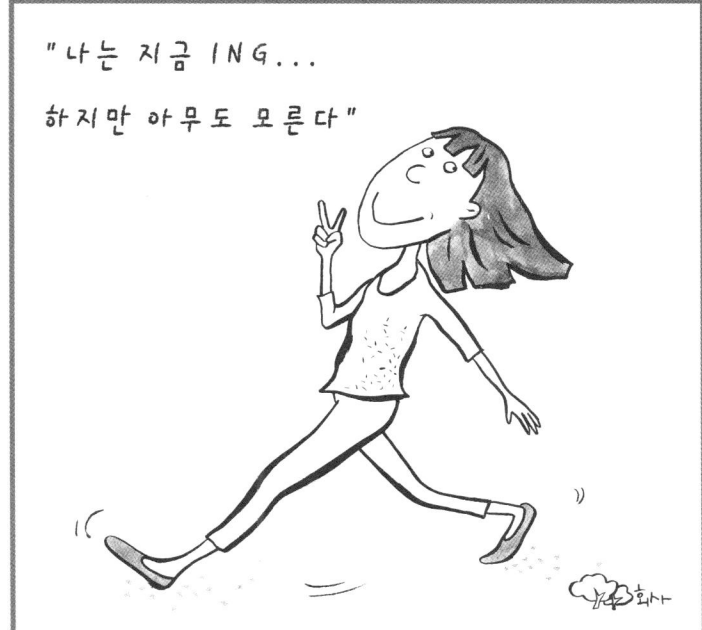

"나는 지금 ING...
하지만 아무도 모른다"

"월경을 감쪽같이" (20세기 광고)

월경을 하는 여자들을 너무도 부러워한 남자들이 전쟁을 일으켜 인위적으로 피를 보고 싶어하자 여자들이 남몰래 월경을 할 것이 권장되었다. 겸손한 태도로 월경을 하자는 이 캠페인은 당시 유행하던 공익 광고의 하나로 추정된다.

월경대의 역사

> 일회용 패드가 발명된 것은 불과 80년 전이란다. 그렇다면 수천 년 동안 옛 여성들은 어떻게 월경을 하고 무엇으로 월경혈을 처리했을까? 분명히 수명도 짧고, 질병도 많았고, 임신과 수유가 잦았던 시절의 여성들은 지금보다 월경을 하는 횟수가 훨씬 적었을 테지만, 오랜 세월 여성들은 빛나는 지혜를 발휘하여 여러 가지 월경대를 직접 고안해서 만들어 써왔단다.

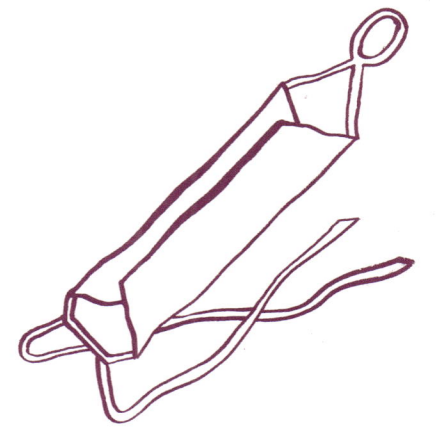

20세기 초 유럽에서 판매되었던 월경대와 벨트. 천 월경대는 보통 벨트나 핀으로 고정시켜 사용했다.

월경 오두막에서

세계 여러 부족 사회에는 월경 중인 여성을 오두막이나 방, 특정한 장소에 격리시키는 풍습이 있었단다. 즉 월경 오두막은 여성이 월경을 하는 동안 혼자 지내기 위해 특별히 만들어진 공간이야.
아마도 월경하는 여성들은 무엇에도 방해받지 않고 월경혈을 그대로 땅으로 흘려 보내도 무방했겠지.

원시형 탐폰

고대 여성들은 여러 가지 재료들을 사용해서 원시적 형태의 탐폰으로 사용했단다. 로마 시대 여성들은 털 뭉치로, 이집트 여성들은 파피루스 잎사귀로, 그리스 여성들은 나무 조각에 면으로 된 천을 감싸서, 일본 여성들은 종이로, 아프리카 여성들은 풀을 뭉쳐서 질 안에 삽입해서 월경혈을 흡수했던 거지.

개짐 / 서답

일회용 패드가 나오기 전에는 많은 여성들이 털실로 짠 천이나 무명베를 접어서 월경 패드로 사용했단다. 우리 나라에서는 광목으로 만든 천 월경대를 '개짐'이나 '서답'으로 부르기도 했어. 지금 우리가 보기엔 크고 두껍고 게다가 빨아서 다시 사용하는 것이었으니 불편해 보이지만 몸에는 전혀 해로울 게 없는 것이었지.

1차 세계 대전과 일회용 패드

일회용 패드가 발명된 것은 20세기 초.
1차 세계 대전 중 환자들을 돌보느라 분주했던 간호사들이 붕대 대용으로 쓰던 셀루코튼 조각을 거즈로 여러 겹 싸서 임시 패드로 사용하는 것을 보고 아이디어를 얻었지.
당시 셀루코튼 공급사였던 미국 킴벌리사가 1920년에 처음으로 일회용 패드를 출시하게 되었단다.

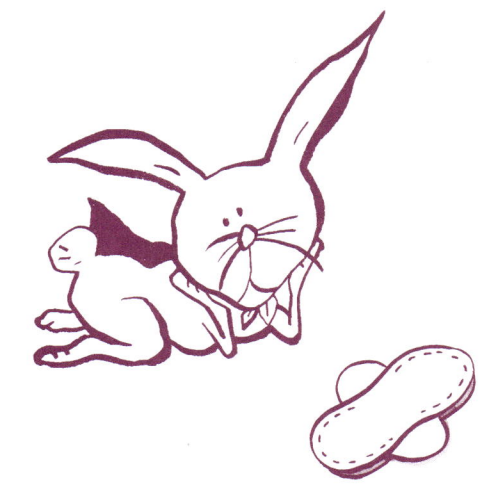

접착식 패드의 발명

초기 일회용 패드는 옷핀이나 벨트로 팬티에 고정시켜야 했어. 지금과 같은 접착식 일회용 패드로 발전한 것은 그 후 50년이 지난 1970년대에 이르러서였지. 접착식 패드는 접착제가 패드 뒤에 있어서 간편하게 팬티에 뗐다 붙였다 할 수 있게 만든 거란다.

일회용 패드의 도입

우리 나라에 일회용 패드가 나온 때는 1971년이고 바로 1975년에 접착식 패드가 도입되었단다. 처음 잡지에 실린 일회용 패드 광고는 "그것만은 누구에게도 시킬 수 없는 일" (1973)이란 문구로 더 이상 천 월경대를 빨아 쓰지 않아도 된다는 점을 강조했지. 접착식 패드가 나왔을 무렵에는 "활동적인 여성을 위한 자유 생리대"(1975)를 표방하며 일회용 패드의 편리함을 강조했고 말이야.

일회용 탐폰의 발명

삽입관이 달린 일회용 탐폰은 1936년 미국에서 처음으로 판매되었단다. 일회용 탐폰의 발명은 월경대 역사에서 대단히 획기적인 사건이었지만, 여성들이 친숙하게 사용하게 되기까지 오랜 시간이 걸려야 했단다. 우리 나라에는 일회용 패드와 비슷한 시기인 1970년대에 같이 수입되었지. 전 세계 많은 여성들이 일회용 탐폰을 애용하고 있는데 우리 나라에서는 여전히 큰 인기를 얻지 못하고 있어.

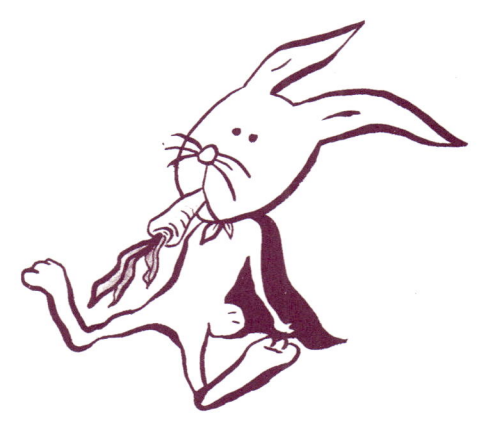

화학 제품은 몸에 해로워

일회용 패드는 아무리 '순면 같은 느낌'이라 광고를 해도 진짜 순면은 아니란다. 레이온 같은 화학 섬유를 섞어 만들기 때문에 통풍도 잘 안 돼서 습기가 차고 종종 피부가 가렵기도 해. 탐폰 역시 레이온과 면 성분을 혼합한 것이거나 아예 레이온으로만 만든 것도 있단다. 100% 화학 섬유로 된 탐폰을 사용한 여성에게서 '독성 쇼크 증후군'이 발견될 확률이 높다는 것은 이미 증명된 바 있어.

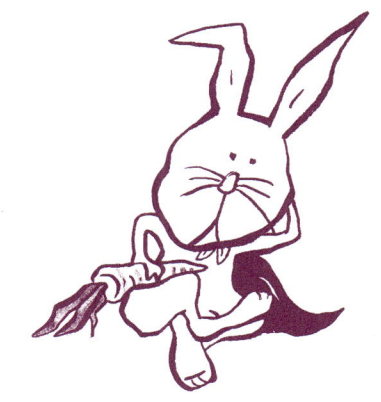

독성 쇼크 증후군
박테리아 감염으로 인한 고열, 설사, 구토, 현기증, 창백함, 햇볕에 의한 화상과 유사한 발진 등의 증상. 남녀 누구에게나 매우 드물게 일어날 수 있지만, 화학 섬유로 만든 탐폰을 오랫동안 사용한 여성에게서 발견된다는 보고가 있다. 1980년 미국에서만 38명의 여성이 독성 쇼크 증후군으로 사망.

환경 문제와 월경

일회용 패드나 탐폰을 하얗게 표백하는 데 사용하는 염소 성분은 생태계와 인체에 해로운 환경 호르몬인 다이옥신을 배출한다고 알려지기도 했지. 향기를 첨가한 제품 역시 알레르기가 있는 사람에게는 별로 권할 것이 못 돼. 게다가 일회용 패드나 탐폰은 물에 녹지도 않고, 땅에 묻어도 잘 썩지 않아서 심각한 환경 오염 문제가 되고 있어.

대안 월경대의 등장

1980년대 중반부터 등장한 대안 월경대는 인체에 해로운 화학 물질을 일절 사용하지 않는다는 것이 가장 큰 강점. 또 여러 번 다시 쓸 수 있기 때문에 환경 오염도 줄이고 비용도 저렴하단다. 종류는 순면 패드, 유기농 솜으로 만든 탐폰, 천연 고무 컵, 천연 스펀지 등. 아직 우리 나라에는 없지만 외국 인터넷 사이트나 자연 건강 식품을 파는 곳에서 실제 판매되고 있고 반응도 좋다고 해.

12. 월경 오두막

'여기도 아닌가 봐.'
소녀는 건물 밖으로 나와 두리번거렸다. 멀리 삼각뿔 모양의 오두막 앞에 긴 머리를 두 갈래로 땋은 여자 아이가 서 있는 게 보였다.
"어이, 갈래 머리! 거기가 선물 주는 초경 파티 장소야?"
두 갈래 머리가 다가와서 대답했다.
"내 이름은 '달피가 부러워' 야. 그리고 여긴 월경 오두막이구."
"월경 오두막에서 뭘 하는데?"

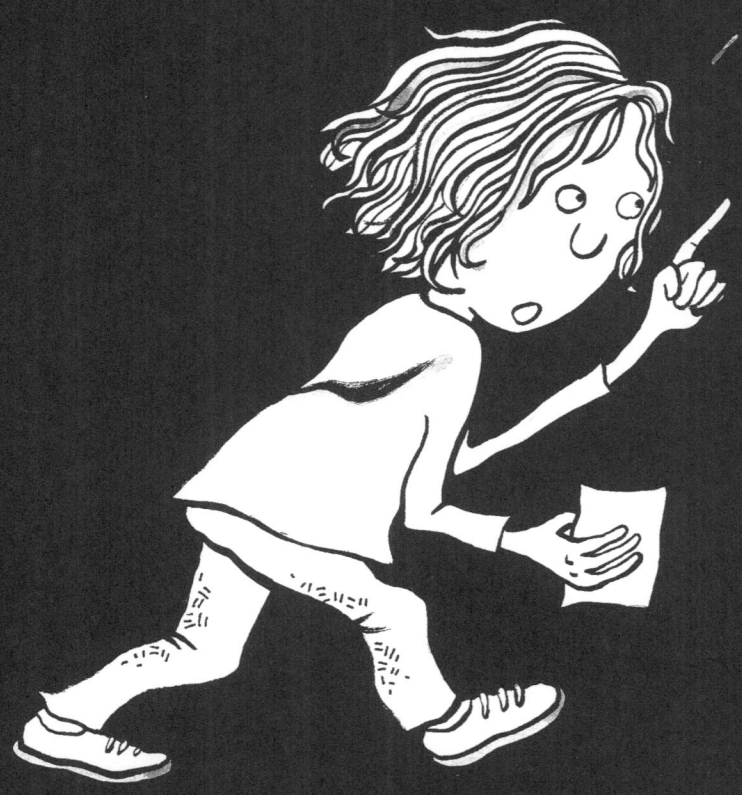

"월경하는 여자들이 모두 모여서 이야기를 주고받고 자기 머리 속이나 마음속으로 깊이 들어가 보는 거야."
달피가 부러워는 갑자기 목소리를 낮춰 속삭이듯 말했다.
"사실 난 이슬이 조금 비치는 정도거든. 그렇지만 무슨 지혜 가득한 이야기를 주고받는지 궁금해서 초경이 시작되었다고 우기고 따라온 거야. 너무너무 신나고 두근거려. 나도 이제 여자의 힘을 가지게 되는 거야."
갈래 머리 소녀는 자랑스러운 표정으로 흰 가죽옷을 매만졌다.
"근데, 달 여신의 신전에 가려면 어디로 가야 해?"
"몰라. 이 부근에 그런 덴 없는 걸."

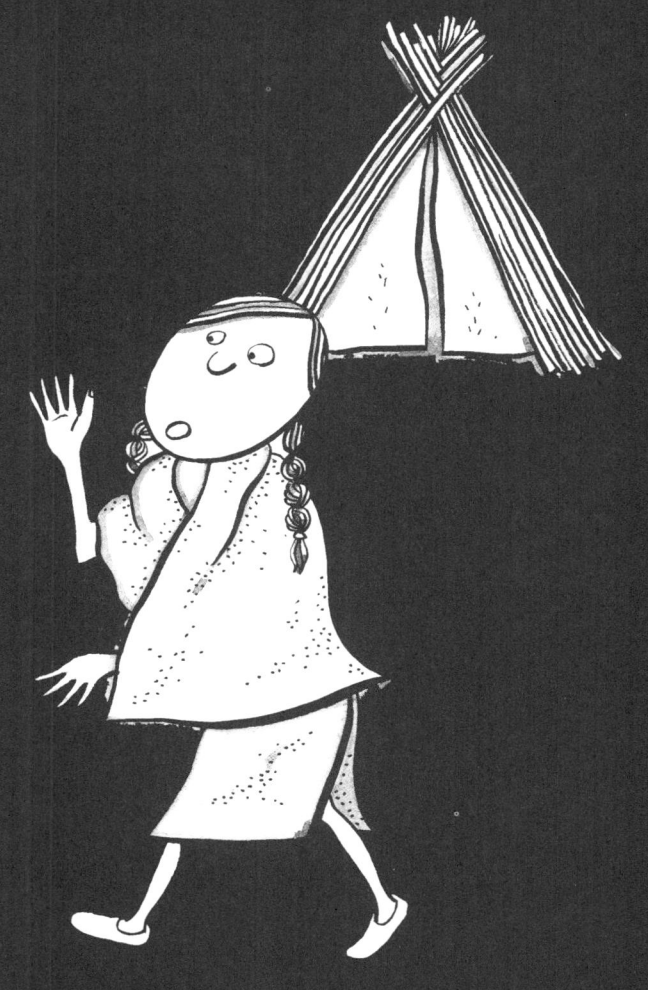

여러나라의 초경의식

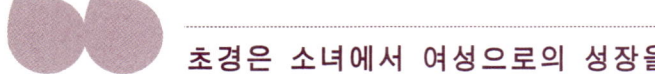

> 초경은 소녀에서 여성으로의 성장을 상징하는 자랑스럽고 축하할 일이란다. 세계 몇몇 부족들의 풍습을 보면 초경을 한 소녀를 위해 성대한 잔치를 열고 소녀는 전통적 의식에 따라 자신의 몸과 영혼을 가꾸고 여성의 가치를 배우는 기회를 갖는단다.

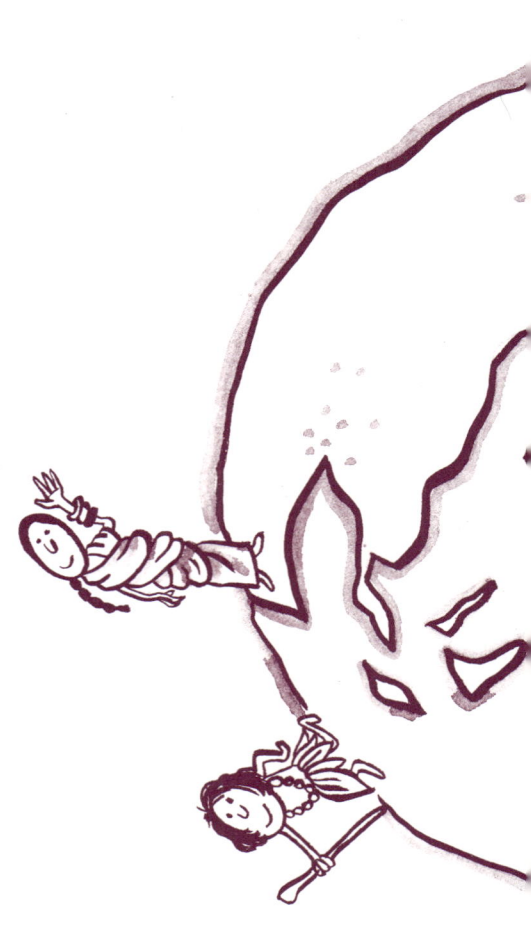

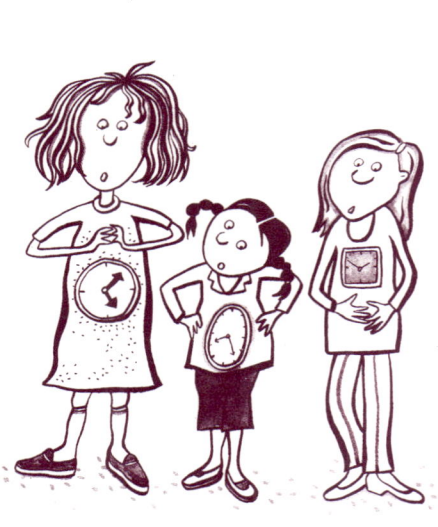

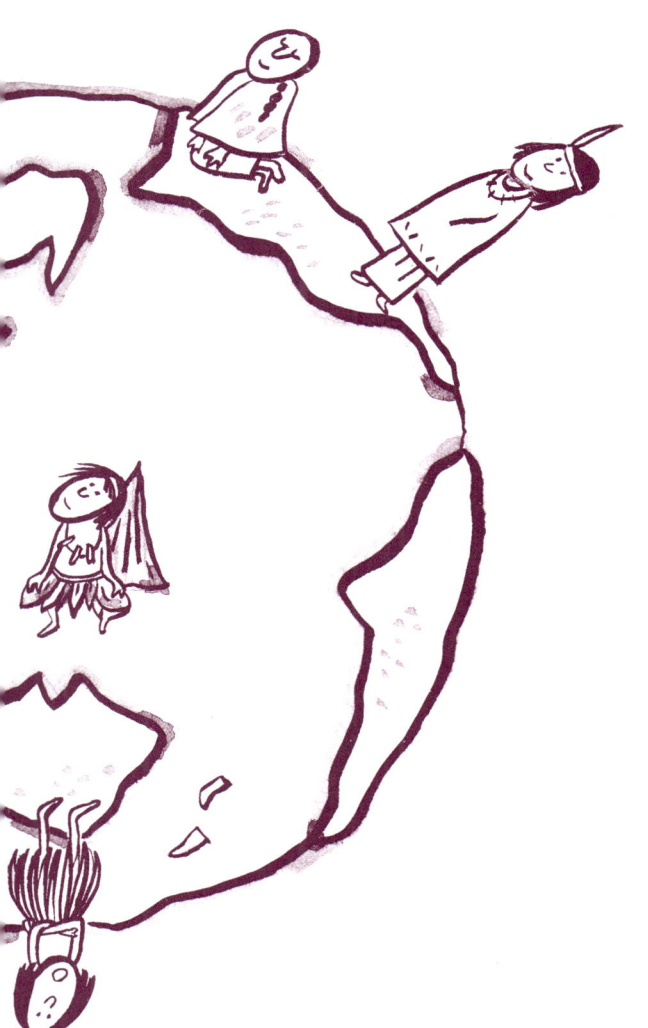

🌙 아파치족 해돋이 의식

부족 전체가 초경을 한 소녀를 축하하는 의식을 갖는다. 나흘 밤낮에 걸쳐 춤과 노래, 네 곳의 방향으로 달리기, 선물 주고받기, 치유의 능력 경험하기 등 여러 가지 의식들을 통하여 소녀들로 하여금 육체와 영혼의 힘을 고취시키고 아파치족 여성의 역할을 받아들이도록 한다.

의식 첫날 소녀는 떠오르는 태양을 바라보고 무릎을 앞뒤로 흔든다. 이는 첫 월경과 달 여신이 태양에 의해 충만해지는 것을 상징한다. 의식이 거행되는 동안 소녀의 입술에 물이 닿으면 안 된다. 물이 닿으면 비가 온다고 믿기 때문에 친한 친구가 부들 줄기로 만든 빨대로 물을 빨아먹을 수 있게 도와준다. 신성한 하얀 꽃가루를 온몸에 바르고 나흘 동안 씻어서는 안 되며 자신의 몸을 만져서도 안 된다. 대신 몸을 긁는 막대를 사용한다. 마지막 날에 소녀는 신성한 산의 정기와 달 여신의 초자연적인 힘를 받아서 아파치족을 축복하고, 병을 치유하고, 기원을 들어주는 능력을 갖게 된다.

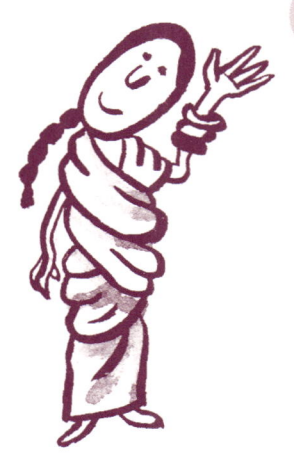

인도 남부 실론 섬

브라만 계급의 전통 초경 의식에서 초경을 한 소녀는 바나나 잎사귀 위에 앉아 생강 기름을 뿌린 날계란을 먹고 우유에 목욕을 한다. 의식이 끝나면 가족들이 풍성한 잔치를 벌여 성숙한 여성이 되는 것을 축하해 주고 풍요로운 출산을 기원한다. 특히 인도 남부 지방에서는 소녀의 초경을 가족의 큰 경사로 생각한다. 처음 사흘 동안에 초경을 한 소녀는 집안의 모든 것을 만져서는 안 되고 집안일도 하지 않는다. 사흘 후에는 집안의 모든 여자들을 초대해서 파티를 하는데, 이때 소녀는 처음으로 인도의 전통 여성 의상 사리를 입고 여자들과 이야기도 나누고 노래도 부른다. 주로 팔찌, 목걸이, 귀걸이 같은 선물을 받는다.

파푸아뉴기니의 아라페쉬족

여자들은 초경 전에 결혼을 하기 때문에 초경을 하면 남편 집에서 친정 식구도 초대해서 초경 의례를 가진다. 남자 형제가 월경 오두막을 지어주고 여자는 그 안에서 사흘 동안 머물며 단식을 한다. 장식물도 빼고 다리를 겹쳐 모으고 앉아 평소에 들고 다니던 것들도 버리고 새로운 인생을 준비한다. 오두막에서 나오면 삼촌이 이마와 엉덩이에 예쁜 무늬의 문신을 새겨 준다.

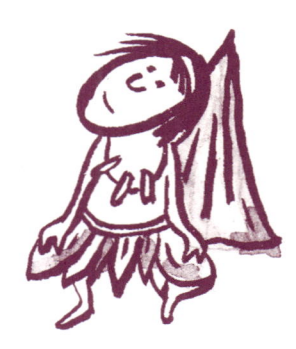

중앙 아프리카의 자이레

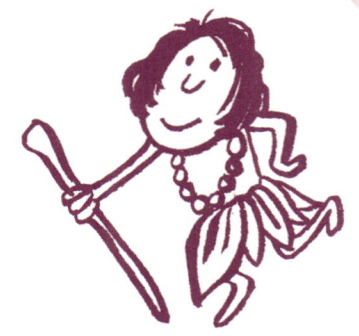

초경을 한 여자는 달의 축복을 받은 것이라 말한다. 여자 친척들과 친구들이 함께 아이를 가질 수 있는 능력을 축복하고 여자의 몸에 대한 긍지를 갖도록 가르친다. 여자들에게 필요한 도구를 만드는 법, 장차 어머니로서 할 일 등을 배운다. 마을 사람들은 각기 축하 선물을 해준다.

북아메리카의 유록족

월경 중인 여성은 에너지가 최고조에 달했다고 보고 따로 머물도록 한다. 집안일에 에너지를 소모하거나 남자들로부터 방해받지 않으면서, 자신의 삶에 대한 명상과 영혼의 에너지를 모으는 일에 집중하기 위해서다. 몇몇 나이 든 여성들이 동행해서 소녀에게 성과 결혼과 출산에 대한 지혜를 가르친다. 월경혈이 여성의 몸을 정화시킨다고 믿기 때문에 손으로 몸을 긁어서는 안 되고 특별히 고안된 나무 막대로 긁어야 한다. 몸을 긁는 자연스런 행위조차 의식적으로 행하게 만들어서 여성 자신의 몸에 대한 의식을 일깨우기 위해서다. 월경이 끝나면 전체 부족이 잔치를 벌여 초경을 맞이한 소녀를 축복해 준다.

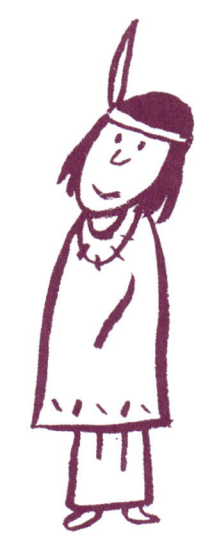

오스트레일리아 북부 멜빌 섬

초경을 한 여성은 마을을 떠나 숲 속에 머물 곳을 새로 짓는다. 엄마나 나이든 여성과 동행한다. 남자는 이곳에 절대 못 들어간다. 이 기간 동안 물이나 물통을 만지면 안 되므로 함께 한 여성이 대신 물을 입술에 적셔 준다. 말을 해서도 안 되고 몸을 긁어서도 안 된다. 첫 의례를 마치면 그 다음부터 다른 여성과 마찬가지로 규제가 느슨해진다.

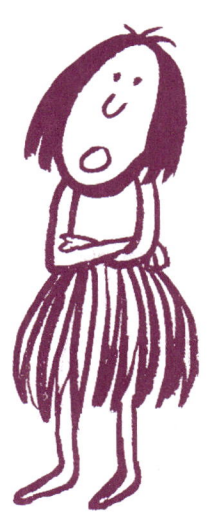

13. 달 여신은 어디에

도대체
달여신의 신전은
어디
있는 거야?!

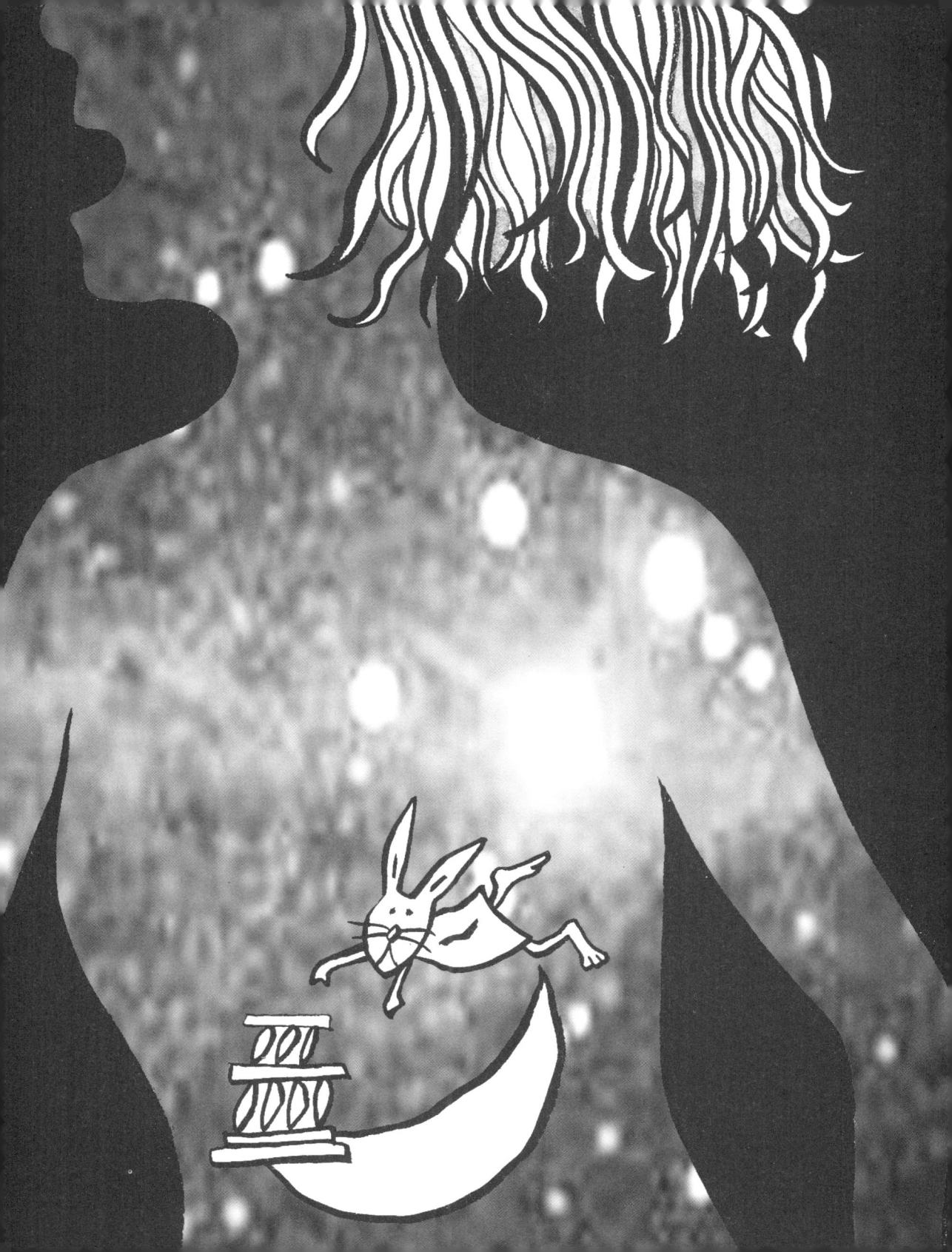

달과 여신

> 옛날 옛날 달은 인류에게 아주 중요한 존재였어. 달은 언제 곡식을 심어야 할지를 알려주는 달력과 같았기 때문이야. 찼다 기우는 달과, 생명을 낳고 키우고 또 거두어가는 여신은 서로 잘 어울리기 때문에, 세계 여러 곳에는 수많은 달의 여신이 있단다.

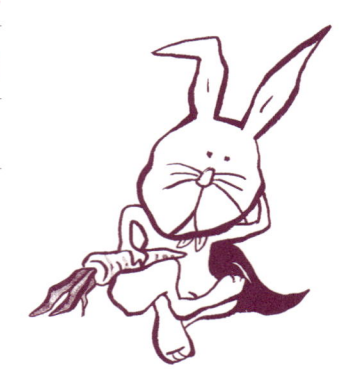

옥토끼와 함께 달에 사는 상아

음력 8월 15일 중국 사람들은 상아를 기리며 달 구경을 하고 월병을 먹는다. 상아의 남편은 활 잘 쏘기로 유명한 '예'였는데 예가 아홉 개의 태양을 쏘아 떨어뜨려서 하늘에는 해가 하나밖에 남지 않게 되었다. 그 벌로 이 부부는 신들의 나라에서 쫓겨나 인간 세상에 살게 되었다. 그러던 중 예가 불사약을 구해 왔다. 불사약은 두 사람이 먹으면 영원히 살 수 있을 양이지만 혼자 모두 먹으면 신이 될 수 있었다. 상아는 불사약을 모두 먹어 버렸다. '태양을 쏜 건 내가 아닌데 왜 나까지 벌을 받아야 하는 거지?' 하고 생각하면서. 불사약을 먹은 상아는 몸이 점점 가벼워져서 순식간에 아름다운 여신의 모습을 하고 달 위에 올라가 있게 되었다. 남편 예는 추운 달에서 상아가 편하게 지낼 수 있도록 향기로운 계수나무로 궁전을 지어 주었다.

수메르 최고의 신, 이난나

하늘의 왕 이난나는 별들로 옷을 지어 입고 무지개로 목걸이를 하고 별자리들을 허리띠로 두르고 초승달을 왕관으로 쓰고 날개 달린 사자 두 마리 위에 당당하게 서 있는 모습으로 그려진다. 5천 년 전 청동기 시대 수메르의 최고의 신이었던 이난나는 별들을 다스리는 신이었고, 물을 가져다 주는 비와 구름의 신이었다. 곡식의 수호신이고 풍요의 여신이며 연못과 강, 샘의 근원이었다. 고대 메소포타미아 전역에서 숭배되었던 이슈타르와 같은 신으로 여겨진다. 수메르는 지금의 이라크 지역. 더운 지역에서는 태양이 싹을 말라 죽게 하므로, 달이 풍요를 가져다주는 존재라고 여겨졌다.

사냥과 달의 여신, 아르테미스

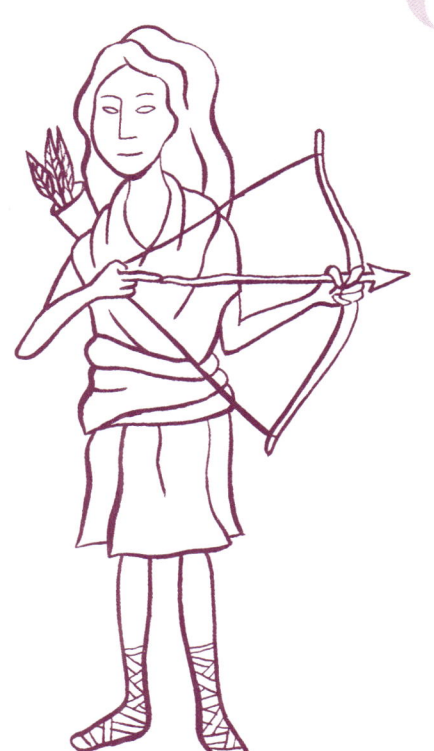

아르테미스 숭배는 구석기 시대까지 거슬러 올라간다. 지중해 연안, 특히 에페수스에서 아르테미스는 대지의 힘을 상징하는 최고의 신이었다. 에페수스는 지금의 터키 서부 지역으로 전설 속의 아마존 여전사들의 땅이라고 여겨진다. 그리스 신화에서 아르테미스는 요정들과 사냥개를 데리고 숲 속을 뛰어다니는 처녀 신이다. 무엇이든 목표한 것은 백발백중시키는 명사수이며, 어린이 특히 사춘기 소녀를 보호한다. 자유를 사랑해서 어떤 남자도 짝으로 삼지 않았던 아르테미스는 남성에게 기대지 않고 자신에게서 충족감을 느끼는 여성의 모습을 보여 준다.

🌙 생명력의 무서운 힘, 메두사

그리스 신화에서 메두사는 무시무시한 고르곤(머리카락 대신 뱀들이 머리를 뒤덮고 있는 못생긴 여자)으로 그려진다. 누구든 메두사의 얼굴을 보면 돌로 변해 버린다고 한다. 메두사는 한때는 아주 아름다워 포세이돈과 사랑하는 사이였는데 아테나의 미움을 받아 고르곤이 되었다는 이야기도 있다. 의술의 신은 메두사가 흘린 피를 병에 담아 환자의 치료에 이용했다. 메두사의 피는 왼쪽에서 한 방울 떨어뜨리면 죽은 자를 살리고 오른쪽에서 한 방울 떨어뜨리면 산 사람을 금방 죽게 만드는 힘을 가지고 있었다. 달의 여신인 메두사는 피와 연결되어 있고, 메두사를 만나는 것은 달피 즉 월경혈의 신비를 만나는 것이다. 메두사를 바라보면 돌로 변해 버린다는 것은 월경혈 또는 생명력의 무섭고도 신성한 힘을 나타내는 이야기라 할 수 있다. 메두사의 피에서 솟아나온 날개 달린 말 페가수스는 본능, 지혜, 상상력, 생명력을 나타낸다.

🌙 은혜로운 여신, 에스트사나트레히

에스트사나트레히는 아파치족, 나바호족 등 아메리카 원주민들에게 가장 중요한 신이었으며 오늘날에도 많은 이들에게 숭배 받고 있다. 이 여신은 인간에게 풍요로움을 가져다 주고 가르침을 전해 주었고 그 가르침 덕분에 인간은 만물과 조화롭게 살 수 있었다. 현재까지도 이어지고 있는 나바호족의 초경 의식에서 소녀는 이 여신의 힘을 받아들여 따뜻하고 너그러운 마음씨와 사랑을 배운다. 에스트사나트레히는 '변하는 여인'이라는 뜻인데 그것은 이 여신이 아기, 소녀, 처녀, 노파로 마음대로 변신할 수 있기 때문에 붙여진 이름이다.

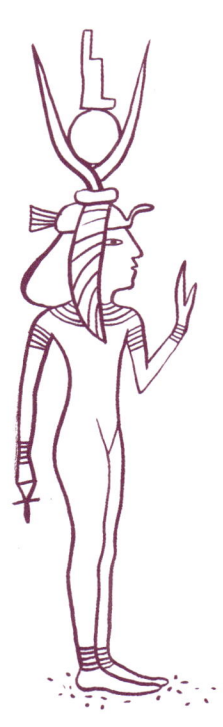

이집트의 위대한 어머니 신, 이시스

이시스는 3,000년 이상 이집트에서 숭배되었던 달의 여신이다. 이시스가 오시리스와 결혼하자, 그것을 질투한 세트는 오시리스를 죽여 열네 조각으로 찢어 흩어 버렸다. 이시스는 연이 되어 날아다니면서, 파피루스 배를 타고 나일 강을 돌아다니면서 오시리스의 시신 조각을 찾아 모았다. 그리고 사랑의 힘으로 오시리스를 살려냈다. 오시리스가 죽었을 때 이시스가 흘린 눈물 한 방울 때문에 나일강이 범람하게 되었다고 한다. 이 이야기는 죽고 또 태어나는 자연의 생명력을 상징하며, 이시스는 오래된 것에서 새 생명을 창조하는 사랑의 힘을 나타낸다.

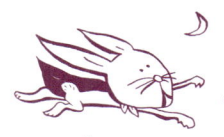

달과 토끼

보름달을 보면 달의 어두운 부분이 토끼처럼 보이기 때문에, 많은 문화권에서 토끼는 달신과 관련이 있다고 여겨 왔어. 고구려 벽화에서도 해는 삼족오(세 발 까마귀)로 표현되고, 달은 계수나무나 옥토끼, 두꺼비로 표현되어 있지.

14. 파티! 파티!

다음날 소녀는 초경 파티 준비에 바빴다.
소녀의 몸 속 궁전에서 파티가 시작되었기 때문이다.

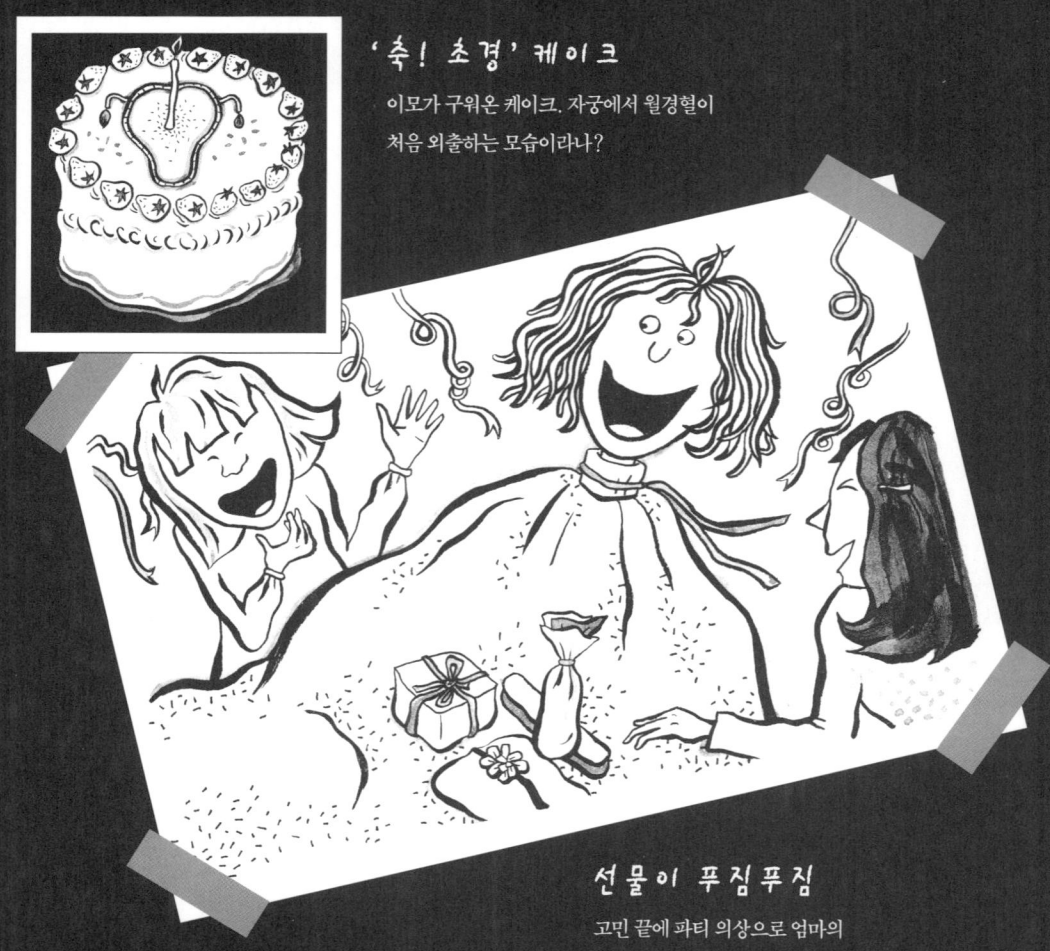

'축! 초경' 케이크
이모가 구워온 케이크. 자궁에서 월경혈이
처음 외출하는 모습이라나?

선물이 푸짐푸짐
고민 끝에 파티 의상으로 엄마의
빨간 한복 치마를 골랐는데,
팔을 못 내민다는 걸 생각 못했다니!

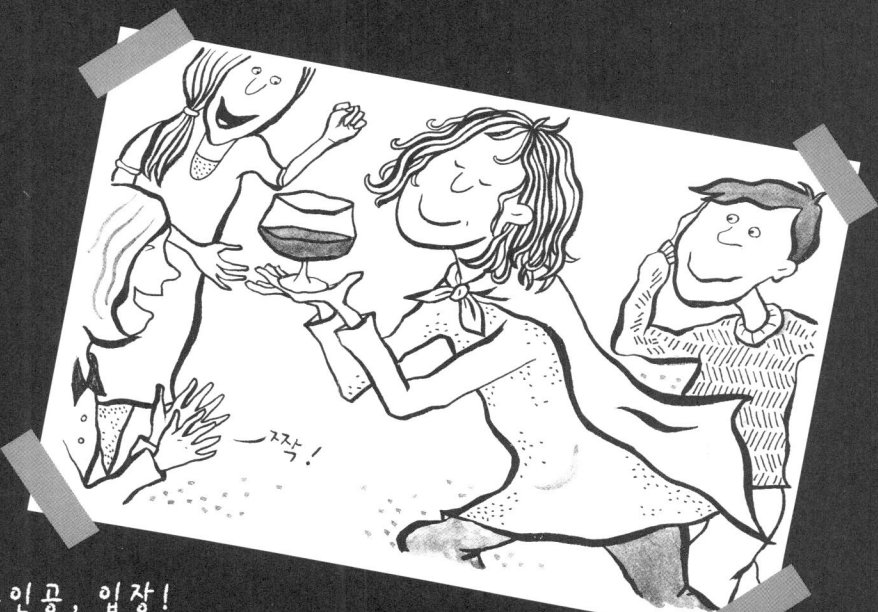

오늘의 주인공, 입장!
오미자 주스가 담긴 술잔을 받쳐들고
엄숙하게 행진.

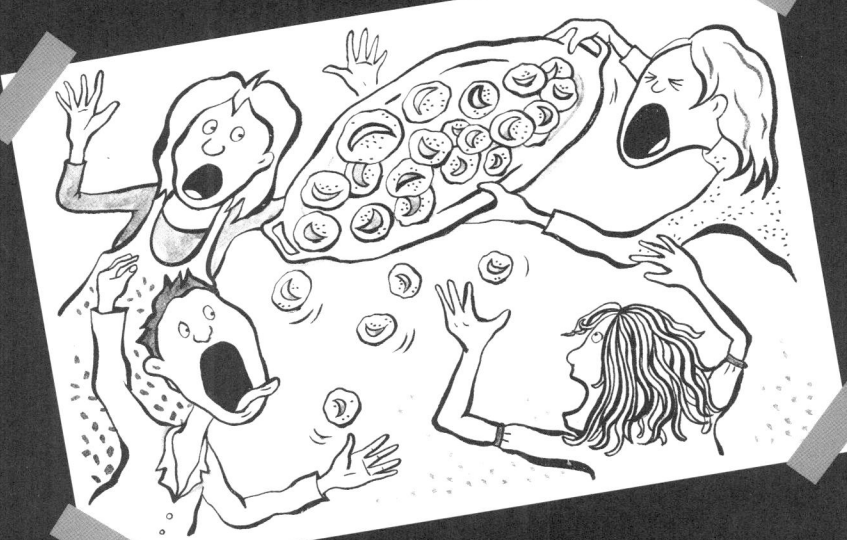

달 과자가 와르르...
엄마가 만들어 주신 초승달 모양 과자.
냠냠, 맛있었다.

드디어 나도 초경을

> 초경은 누구에게나 하나의 사건이지. 저마다 다른 상황에서 초경을 맞이하고 그 느낌도 다를 거야. 초경에 대한 지식이 없으면, 피를 보고 자신이 병에 걸린 줄 알고 까무러치게 놀라거나, 용변이 묻어 나온 것으로 착각해서 당황할 수도 있단다. 하지만 초경을 맞이할 준비가 되어 있다면 침착하게 행동할 수 있고, 반갑게 맞이할 수도 있겠지?

집에서 시작했다면

우선 부모님이나 말하기 편한 사람에게 알려야겠지. 만약 집에 아무도 없다면 너무 당황하지 말고 차분히 행동할 것(물론 기뻐서 흥분할 수도 있겠지만). 월경혈은 천천히 흘러나오기 때문에 시간은 충분해. 월경혈이 묻은 속옷은 찬물에 빨거나 세탁통에 넣어 두도록 해. 깨끗한 속옷으로 갈아입고 집에 월경대가 있다면 그걸 찾아서 사용하렴.

🌙 월경대가 없다면

당장 집에 월경대가 없더라도 걱정할 필요 없어. 임시로 휴지를 손바닥으로 여러 번 말아서 겹쳐 쓸 수도 있고 집안에 깨끗하고 흡수력이 좋은 작은 수건을 찾아 대처할 수도 있으니까. 그 다음 가까운 가게나 약국에 가서 사 와도 늦지 않아.

🌙 혼자 외출했을 때

당황하지 말고 용기를 내어 도움을 청한다면 누구나 기꺼이 도와줄 거야. 주위의 여자들과 동지애를 느낄 수 있는 기회일 수도 있어. 다른 여자들 역시 초경을 했고 매달 월경을 할 테니까 말이야. 옷에 얼룩이 묻었을 때는 집에 갈 때까지 스웨터나 웃옷을 허리에 감아서 가려도 된단다.

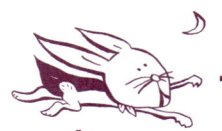

월경혈 세탁법

월경을 하면 아무리 조심해도, 설사 날개 달린 롱 사이즈 월경대로 중무장을 했더라도 팬티에 조금씩은 묻게 돼. 이것은 절대 자신만의 '실수'가 아니고, 월경을 하는 여성이라면 누구나 겪는 자연스러운 경험이니까 창피하게 생각할 필요가 없단다. 월경혈이 묻은 옷은 먼저 찬물에 헹군 다음 비누를 묻혀 비벼 빨면 금방 얼룩이 없어져. 주의할 것은 반드시 찬물에 빨아야 한다는 것. 뜨거운 물은 혈액을 응고시켜 얼룩을 만들거든. 손 세탁하기가 어렵다면 다른 세탁물들과 모아 두었다가 함께 빨아도 괜찮아. 종종 세탁 후에 보면 속옷에 갈색 얼룩을 남기기도 하는데 이것도 깨끗이 마르면 아무 상관없어.

월경 중에는 너무 헐겁거나 꼭 조이지 않도록 자신에게 꼭 맞는 사이즈의 팬티를 준비하는 것이 좋아. 화려한 레이스가 달린 것보다는 빨기 쉬운 면 팬티가 좋겠지. 팬티 안쪽 중앙이 방수 처리된 위생 팬티를 따로 구입할 수도 있단다.

🌙 수업 중에 시작했다면

우선 선생님께 말씀드리면 도와주실 거야. 만일 선생님께 알리기가 곤란하다면 가까운 친구에게 도움을 구하렴. 미리 준비한 월경대가 없다면 친구에게 빌릴 수도 있고 양호실에 가서 구할 수도 있어.

🌙 체육 시간에

월경을 한다고 그 동안 즐기던 운동이나 놀이를 그만둘 이유는 전혀 없어. 오히려 적당한 운동은 건강에도 좋고 월경통 완화에도 도움이 되거든. 월경대를 적절히 해주면 체육 수업도 걱정할 필요는 없어. 다만 몸이 아주 불편하다면 선생님께 말하고 쉬는 것도 괜찮아. 또 평소 수영을 즐긴다면 월경을 한다고 그만둘 것이 아니라 탐폰을 사용하면 되겠지?

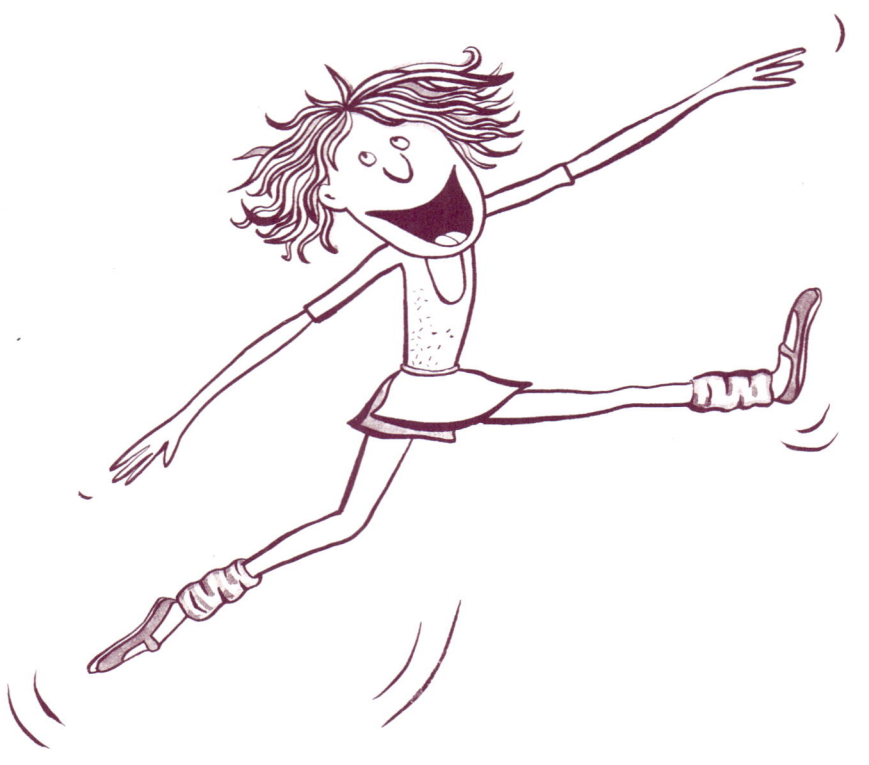

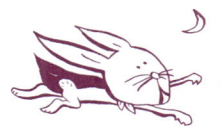

탐폰의 진실

- 탐폰은 질구의 단단한 근육 조직에 의해 고정되기 때문에 몸을 움직이다가 빠질 염려는 없다.
- 탐폰이 성냥알만한 자궁 입구를 뚫고 들어가 몸 속을 헤매고 다닐 염려는 더욱 없다.
- 만일 실수로 잡아당기는 끈이 속으로 들어갔다면 손가락으로 빼거나 어른의 도움을 받는다.
- 밤에 잠자는 동안에도 탐폰을 할 수 있다. 단, 8시간은 넘기지 말아야 한다.
- 탐폰은 반드시 월경을 하는 동안에만 사용해야 한다.
- 탐폰을 사용하기 전에 반드시 손을 깨끗이 씻는다.
- 몸 안에 탐폰이 느껴진다면 제대로 들어가지 않았기 때문이다.

탐폰 삽입법

삽입관은 외통과 내통 두개의 플라스틱 통으로 되어 있어. 흡수체는 외통 안에 들어 있고 내통은 탐폰을 밀어 넣는 주사기 역할을 하는 거야. 먼저 손을 씻고, 포장지를 벗긴 다음, 탐폰 끈이 잘 고정되어 있는지 확인할 것.

순서

1. 엄지와 중지로 외통의 밑을 잡고 앞쪽 부분을 뒤로 비스듬히 향하게 질 입구에 댄다.
2. 손가락이 몸 안에 닿을 때까지 외통을 민다.
3. 검지나 다른 편 손가락으로 내통을 외통 안으로 민다.
4. 통을 빼서 휴지통에 버린다.
5. 끈은 몸 바깥에 달려 있게 된다.

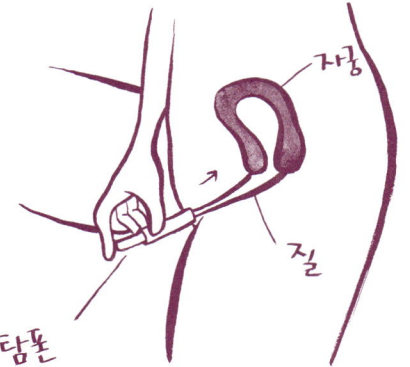

15. 여신이 소녀에게

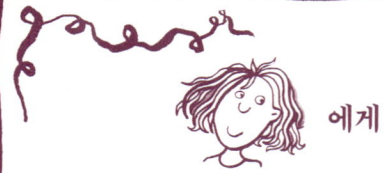 에게

초경 축하해

네 몸에서 일어나는

놀랍고도 신비로운 일을 자랑스러워하렴

네 몸이 바로 여신의 신전이니 언제나 잘 돌보고 소중히 여겨

여자가 된다는 건 신나는 인생이 시작된다는 의미야

신나게 사는 걸 방해하는 나쁜 놈들이 나타난다면

한방에 날려 버리는 거야

언제든 내가 도와줄게 이렇게

무우우운 파우어!!!

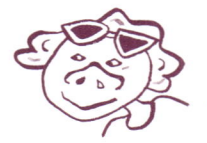 보냄

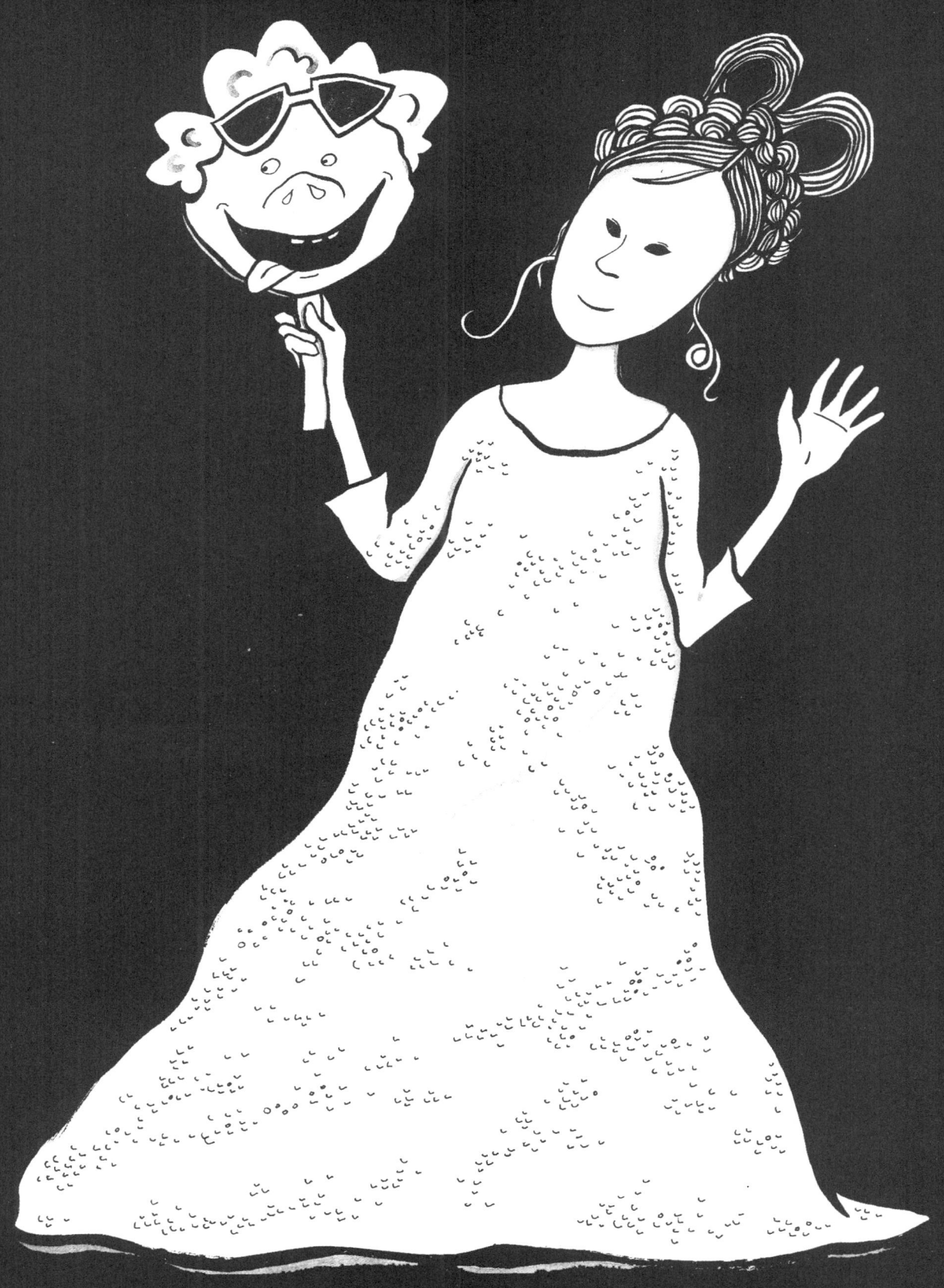

월경은
여성에게 생명을 낳고
꽃피울 힘이 있다는 것을
나타내는 표시이다 ……
나무가 자신의 생명력을 바탕으로
번성해서 푸른 잎을 내고 꽃피우고
열매를 맺듯이 여성 또한
월경의 생명력을 바탕으로
자기 육체의 열매 안에서
꽃 피우고 푸르러지는 것이다.
— 성녀 힐데가르트(11세기)

이제는 모두 앞에
자랑스레 얘기하네
우리들의 힘
세상을 만들어 가는 힘
축복 받은 여성의 힘
― 여성 힙합 그룹 Xena의
　「월경가」 중에서

월경은 힘과 가능성을 갖고 솟아나는 분수.
~ 나윤 (월경 페스티벌 2000 기획)

몸에 귀를 기울이고
몸의 지혜를 신뢰하게 될 때
육체적으로나 정신적으로
행복해질 수 있을 것이다.
― 크리스티안 노스럽(의사)

나에게 월경은 정기구독 잡지.
잊어버릴 만하면 날아와
삼사일 간 나의 관심을 끌고
내게 새로움을 전해 준다.
— 윤나 (월경 페스티벌 2000 기획)

이제 사랑을 나누어야 할
상대를 찾은 것 같다.
그것은 바로 내 몸!
- 김황시연(월경 페스티벌 2000 기획)

찾아보기 (주제별)

초경 맞이
초경을 준비하는 소녀 ▥▥▥ 젖꼭지 주변에 몽우리가 생긴다 10 | 성기에 털이 나기 시작한다 10 | 노르스름한 액체가 팬티에 묻어 나온다 11 | 난 언제 초경을 할까 11
드디어 나도 초경을 ▥▥▥ 집에서 시작했다면 98 | 월경대가 없다면 99 | 혼자 외출했을 때 99 | 수업 중에 시작했다면 100 | 체육 시간에 100 | 준비된 소녀라면 98 | 월경혈 세탁법 99 | 탐폰의 진실 101
여러 나라의 초경 의식 ▥▥▥ 아파치족 해돋이 의식 87 | 인도 남부 실론 섬 88 | 파푸아뉴기니의 아라페쉬족 88 | 중앙 아프리카의 자이레 88 | 북아메리카의 유록족 89 | 오스트레일리아 북부 멜빌 섬 89

몸의 비밀
월경, 달거리, 멘스, 생리 ▥▥▥ 월경을 가리키는 순 우리말, 달거리 14 | 달의 변화를 가리키는 말, 멘스 15 | 요즘 흔히 쓰는 말, 생리 15
외성기 방면으로 간다면 ▥▥▥ 음문 혹은 보지 18 | 대음순 18 | 소음순 18 | 음핵 19 | 요도구 19 | 질구 19 | 항문 19 | 거울아, 거울아~ 20 | 처녀막은 어떻게 생겼을까 21
자궁의 모든 것 ▥▥▥ 내 자궁은 호두만한 전구 24 | 자궁 내막의 비밀, 월경 25 | 질은 월경혈이 나오는 길 26 | 아기 궁전으로 변신 26 | 주먹만한 자궁에서 어떻게 아기가 자랄까 27
배란, 난자가 '톡' ▥▥▥ 난소는 난자의 고향 30 | 난관을 거쳐 자궁으로 31 | 사춘기에 난자는 40만 개 31 | 평생 약 450번 배란 31

실전! 월경
어떻게 월경을 할까 ▥▥▥ 월경혈의 양 34 | 서서히 그리고 조금씩 35 | 발갛고 새빨갛고 검붉게 35 | 냄새가 나지 않을까 36 | 월경 중에 목욕은 어떻게 36 | 여성 호르몬 장관은 누구 37

찾아보기 (가나다 순)

개짐 63, 81

난관 31
난관채 31
난소 30
난자 30, 31

다이옥신 83
달 | 달과 토끼 95
　달과 여신 92-95
　달과 여자의 일생 52-53
　달과 월경 주기 50
달거리 14
대안 월경대 67, 69, 83
대음순 18
독성 쇼크 증후군 83

메두사 94
멘스 15

배란 25, 30-31
보지 18

상아 92
생리 15
생리대 | '월경대'를 볼 것.
생리통 | '월경통'을 볼 것.
생식기 18
서답 63
성기 18 | 자기 성기를 보는 방법 20
소음순 18
순면 패드 67
스펀지 69

아르테미스 93
에스트사나트레히 94
여성 호르몬 37
여신 74 | 달의 여신 92-95
염소 표백 67, 83
외성기 18-19
요도구 19
월경 25 | 월경과 환경 문제 83
　월경을 가리키는 말 14, 15
　월경을 하는 기간 34
　월경의 동시성 51
　월경 전 기분 변화 46
　월경 중 목욕 36
　월경 달력 41
　월경 오두막 81
　월경 주기 25, 40-41, 44-45 |

110

월경 주기는 나만의 리듬 ▥▥ 평생 약 500번 40 | 불규칙한 월경 주기 41 | 나만의 월경 주기 41
월경 주기의 4단계 ▥▥ 1단계 월경기 44 | 2단계 배란 전 45 | 3단계 배란기 45 | 4단계 월경 전 44 | 월경통이 뭘까 46 | 월경 전 기분의 변화 46 | 월경통 다스리는 법 47

월 경 대   이 야 기

일회용 패드 ▥▥ 어떤 패드를 사용할까 59 | 패드의 교체 59
일회용 탐폰 ▥▥ 탐폰의 종류 61 | 탐폰의 교체 61
천으로 만든 월경대 ▥▥ 개짐 또는 서답 63 | 도깨비는 개짐을 무서워해 63 | 평생 몇 개나, 얼마나 쓸까 63
패드냐 탐폰이냐 ▥▥ 패드의 장점 65 | 패드의 단점 65 | 탐폰의 장점 65 | 탐폰의 단점 65
대안 월경대 ▥▥ 순면 패드 67 | 천연 솜 탐폰 67 | 천연 고무 컵 69 | 스펀지 69 | 대안 월경대를 만들어 보자 69

월경대의 역사 ▥▥ 월경 오두막에서 81 | 원시형 탐폰 81 | 개짐 / 서답 81 | 1차 세계 대전과 일회용 패드 81 | 접착식 패드의 발명 82 | 일회용 패드의 도입 82 | 일회용 탐폰의 발명 82 | 화학 제품은 몸에 해로워 83 | 환경 문제와 월경 83 | 대안 월경대의 등장 83

달 과   월 경

달, 달, 무슨 달 ▥▥ 달에게 말 걸기 50 | 달빛 마시기 51 | 달빛 쬐기 51 | 월경은 옮는다? 51
달과 여자의 일생 ▥▥ 초승달 소녀 52 | 반달 처녀 52 | 온달 부인 53 | 그믐달 할머니 53
달과 여신 ▥▥ 옥토끼와 함께 달에 사는 상아 92 | 수메르 최고의 신, 이난나 93 | 사냥과 달의 여신, 아르테미스 93 | 생명력의 무서운 힘, 메두사 94 | 은혜로운 여신, 에스트사나트레히 94 | 이집트의 위대한 어머니 신, 이시스 95 | 달과 토끼 95

불규칙한 월경 주기 41
월경 주기와 달 50
월경대 59-69 |
　월경대의 역사 80-83
　월경대가 없다면 99, 100
월경통 46 |
　월경통 다스리는 법 47
월경혈 14, 19, 26, 34 |
　월경혈 세탁법 99
　월경혈의 냄새 36, 65
　월경혈의 색깔 35
　월경혈의 양 34
음모 18
음문 18
음핵 18
이난나 93

이슈타르 74, 93
이시스 95
일회용 탐폰 61 | 탐폰 삽입법 101
　탐폰의 단점 65　탐폰의 장점 65
　탐폰의 발명 82
일회용 패드 59 | 패드의 광고 82
　패드의 교체 59　패드의 단점 65
　패드의 발명 81　패드의 장점 65
임신 26

- - - - - - - - - - -

자궁 24-27, 31
자궁 내막 25
자지 18
진통제 47
질 26 | 질 분비물 11, 65
질구 19

처녀막 19, 21
천 월경대 63, 80, 81
천연 고무 컵 69
천연 솜 탐폰 67
초경 14, 15 | 언제 시작할까 10-11
　여러 나라의 초경 의식 86-89
탐폰 | '일회용 탐폰'을 볼 것.

- - - - - - - - - - -

패드 | '일회용 패드'를 볼 것.
폐경 14

- - - - - - - - - - -

항문 19

노지은

이화여대 대학원 여성학과 졸업.
여성이라면 누구나 하는 월경이 왜 부끄럽고 불편한 경험인가에 대한 의문을 가지고
「월경 경험과 문화적 금기」에 관한 석사 논문을 썼다.
월경 경력 20년. 초경에 대해 반가워한 기억도 없고 축하 받은 적도 없는 슬픈 세대지만,
『초경 파티』를 쓰면서 많은 위로가 되었다. 이 책에서 픽션을 제외한 부분을 썼다.
강선미, 「여성의 몸, 월경에 대한 "점성학적 은유"」, 『여성의 몸 여성의 나이』
(도서출판 또 하나의 문화, 2001); 크리스티안 노스럽, 『여성의 몸 여성의 지혜』
(한문화, 2000); 버지니아 빈 러터, 『딸은 축복 속에서 자란다』(들녘미디어, 2001);
Karen Gravelle & Jennifer Gravelle, *The Period Book* (NY: Walker and
Company, 1996); Mavis Jukes, *Growing Up: It's A Girl Thing* (NY: Knopf,
1998); 월경 페스티벌 2000 「달떠들떠」 자료집 등에서 더러 도움을 받았다.
사랑하는 나의 딸을 포함한 우리 소녀들이 기쁘게 초경을 맞이하길 바라며,
완경기를 맞이하신 어머니에게도 늦었지만 축하드린다.
jieunroh@hanmail.net

이현정

이십여 년 동안 매달 피 흘려 왔으며 최근 면 월경대를 사용하면서 월경을 원초적인
'피!'로 경험하고 있다. 소녀들이 월경을 자랑스러운 것으로 생각하고 여자로
성장해 가는 것을 즐거워할 수 있게 되기를 바라는 마음에서, 월경을 더 쉽고 재미있게
이해할 수 있게 하기 위해 이 책의 엉뚱한 이야기를 썼다. 대학원에서 여성학을 공부했고
여성학 관련 이론서들을 번역하기도 했다.
hyunjung69@hanmail.net

장정예

서울대학교 가정대 졸업.
잡지사, 출판사 등에서 글 쓰고 그림 그리는 일을 했다. 월경 경력은 이십 년이
훨씬 넘었다. 하지만 별다른 기억은 없다. 중학교 때, 천으로 만든 월경대를 핀으로
고정했는데, 친구가 내 속옷에 기이한 '철물'이 있다는 걸 알고는, 궁금해 하며,
짓궂게 쫓아다니던 기억 정도? 그때 걘 그걸 몰랐을까, 난 왜 말을 못 했나, 모를 일이다.
이 책의 그림을 그린답시고 드나들던 중, 딸 아이가 초경을 맞았다.
『초경 파티』 글쓴이 두 사람에게 묻고 물어서, 겨우 사태를 수습했다.
따로 노는 손과 머리, 몸과 마음을 겨우 달래 가며, 이 책의 그림들을 그릴 수 있었다.
노지은, 이현정, 그리고 유승희 님 덕분이다.
jyjam@hanmail.net